Enders

Mit Homöopathie gesund durchs Jahr

Autorenvita

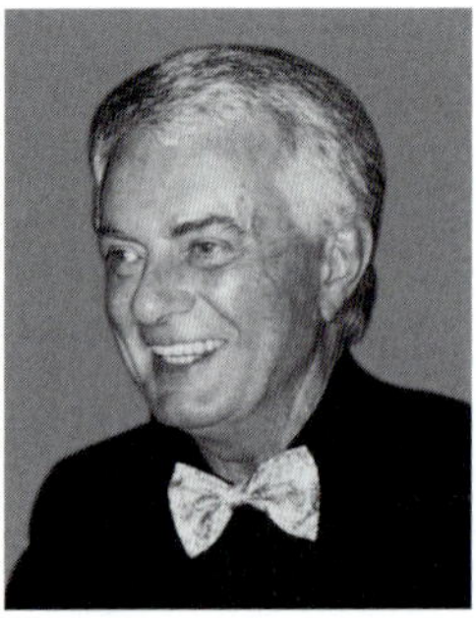

Dr. med. Norbert Enders studierte Medizin in Heidelberg, Lausanne und Tübingen. Nach seinem Studium übte er den Arztberuf etwa zehn Jahre lang aus. Beschränkt auf die Möglichkeiten der Schulmedizin konnte Dr. Enders seine persönlichen Vorstellungen vom Arzt-Sein nicht verwirklichen. Als ewig Suchender ging er deshalb zunächst zum humanitären Dienst in den Fernen Osten, später zum Studium und zur Lehre der ethnischen Medizin nach Mittelamerika.

Nach zehnjähriger Kreuzfahrt fand Dr. Enders seine Bestimmung in der Begegnung mit der Homöopathie. Er studierte das Fach an der Wiener Schule unter Professur Dr. med. Mathias Dorcsi, dessen langjähriger Schüler und Freund er war.

Seit 25 Jahren praktiziert Dr. Enders erfolgreich in eigener Praxis und widmet sich außerdem der Lehre und Ausbildung von Laien und Ärzten sowie der volkstümlichen Verbreitung der Homöopathie. Zu diesem Zweck hat er auch zahlreiche Bücher geschrieben, die in vielen Auflagen im Haug-Verlag erschienen sind. Vor einiger Zeit hat Dr. Enders seine Praxis nach Frankreich verlegt, wo er auch an neuen Projekten arbeitet.

Dr. med. Norbert Enders

Mit Homöopathie gesund durchs Jahr

Von Heuschnupfen bis Winterdepression:
In jeder Jahreszeit die richtige Arznei

Haug

Bibliografische Information der Deutschen Bibliothek
Die Deutsche Bibliothek verzeichnet diese Publikation in der Deutschen Nationalbibliografie; detaillierte bibliografische Daten sind im Internet über http://dnb.ddb.de abrufbar

www.haug-gesundheit.de

Lektorat: Dr. Elvira Weißmann-Orzlowski
Bearbeitung: Katharina Sporns
Fotos: Archiv der Thieme Verlagsgruppe
Umschlagfotos: Corbis (vorn), ZEFA (hinten)
Umschlaggestaltung: Cyclus · Visuelle Kommunikation, Stuttgart
Satz: Fotosatz H. Buck, 84036 Kumhausen
Druck: Gutmann, Talheim

ISBN-3-8304-2105-2 1 2 3 4 5

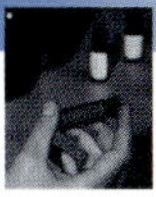

Inhalt

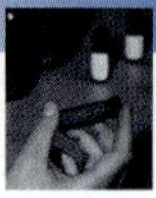

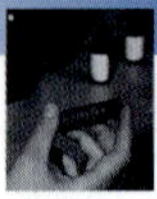

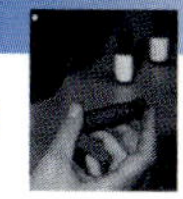

Der Einstieg in die Homöopathie

Heute biete ich Ihnen ein *Einsteigerbuch,* um Neulinge an die wunderbare Heilweise der Homöopathie hinzuführen. Zur leichteren Anwendung sind die Beschwerden nach *Jahreszeiten* geordnet. Wenn Sie sich nach diesem Buch – was ich hoffe – homöopathisch weiterentwickeln wollen, dann sollten Sie aufbauend die *„Hausapotheke"* oder das *„Handbuch"* (→ Literatur S. 143) studieren. Nun soll man Menschen, die gerade dabei sind, ein Pferd zu satteln, um zielbewusst vorwärts zu reiten, nicht unbedingt mit theoretischem Hintergrundwissen belasten, weshalb ich mir und Ihnen eine Ausführung über Gesetze, Grundbegriffe und Methode der Homöopathie ersparen möchte. Darüber erfahren Sie mehr in den oben genannten Büchern. Trotzdem gestatten Sie mir einige Hinweise, die Sie unbedingt lesen sollten, um nicht aus dem Sattel zu fallen.

Was ist eine „personenbezogene Arznei"?

Das ist jene Arznei, die ein Homöopath für die gesamten Beschwerden und Befindlichkeitsstörungen seines Patienten aussucht. Sie ist also der Inbegriff einer gesamtheitlichen homöopathischen Betrachtungsweise und Behandlung. Diese personenbezogene Therapie sollte Ihnen gleichzeitig die Grenze der Eigenbehandlung bewusst machen. Ihr Wirkungskreis bewegt sich im Bereich der bewährten Anwendungen einer Arznei, wie sie in diesem Buch verwendet werden.

Info

In diesem Buch werden Sie immer wieder Hinweise zur Person finden, die zur Unterscheidung in der Arzneiwahl dienen sollen. Dabei beschreibe ich Menschen in ihrem Sosein, benutze deshalb im Erzählstil ausschließlich „er", der Mensch, was Sie bitte mit Hilfe Ihrer bildlichen Vorstellungskraft auf alle Menschen, jung oder alt, männlich oder weiblich ausdehnen mögen.

Was heißt „roter Mensch"?

Es ist unumgänglich, dass bei der Unterscheidung der Arzneien für dieselben Beschwerden zur Person des Leidenden Bezug genommen wird. Entsprechend werden Sie im Text von einem „roten" oder „blassen Menschen" lesen. „Rot" bedeutet nun nicht, dass sich ein Mensch immer mit rot angelaufenem Gesicht präsentieren muss, sondern es ist vielmehr eine synonyme Bezeichnung für eine *warme, feuchte, kräftige* Verfassung im Gegensatz zum „blassen Menschen".

Was heißt „blasser Mensch"?

Wenn Patientinnen um Mitbehandlung ihres mir unbekannten Ehemannes bitten und ich meine obligatorische Frage nach „eher rot" oder „eher blass" stelle, antworten sie gelegentlich mit „so blass ist er nicht; er ist im Sommer immer schön braun gebrannt". Das mag zwar stimmen, ist aber für die Erfassung der Person unerheblich. Also „blass" steht synonym für eher *kalte, trockene, schlanke, schwächliche, leicht erschöpfbare* Menschen.

Was ist eine „bewährte Anwendung"?

Es ist das Ziel einer homöopathischen Begegnung, das Besondere, Auffallende, Eigenartige einer Persönlichkeitsstruktur aufzudecken. Diese gilt es zu erforschen, um eine *Arzneidiagnose* durchführen zu können. Trotz dieses Wissens sind Sie im Alltag aufgefordert, sich an Diagnosen, Beschwerden und Befindlichkeitsstörungen zu orientieren, um für rasche Hilfe zu sorgen. Zu diesem Zweck hat uns die Homöopathie im Laufe ihrer 200 Jahre *bewährte Anwendungen der Arznei* geschenkt, die wir unbedenklich einsetzen dürfen. Eine gut gewählte Arznei *erlöst* Sie immer auf bestimmte Weise von einer Belastung, einem Leid, einer inneren Not, was sich in ihrer *Überwindung* kundtut. Früher oder später!

Info

Bei jedem Zweifel an Ihrer Entscheidung ziehen Sie bitte einen erfahrenen Homöopathen zu Rate.

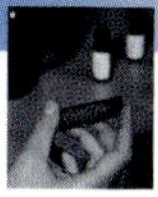

Wie wirkt die Arznei?

Arzneien enthalten in sich diejenigen Informationen, Schwingungen und Impulse, die im kranken Menschen einen Reiz in Gang setzen, der ihn zur *Selbstheilung* befähigt. Heilung ist also ein seelisch-geistiger Prozess (genauso wie letztlich Krankheit) und wirkt über die Lebensenergie, die Widerstandskraft, über die *ganze* Person. Sie ist deshalb verstandesmäßig gar nicht und wissenschaftlich nur unzulänglich erklärbar. Was soll's auch. Hauptsache, die Arznei wirkt! Die Erfahrung steht *über* der Erklärbarkeit.

Wo erwerbe ich die Arznei?

Alle Arzneien sind nur in der Apotheke erhältlich. Sie brauchen jedoch nicht vom Arzt verschrieben zu werden, sind also jederzeit ohne Rezept frei käuflich. Selbstverständlich können Sie sich die Arzneien auch von Ihrem Arzt verschreiben lassen und über die Krankenkasse abrechnen oder Ihrer Versicherung zur Kostenerstattung einreichen.

Wie und wo bewahre ich die Arznei auf?

Die Arzneien sollten in dunklen Behältern oder im Dunkeln aufbewahrt werden, damit kräftige Lichteinwirkung keinen zerstörenden Effekt zeitigen kann. Sollten Sie also Kügelchen von Ihrem Behandler oder von Ihrer Nachbarin bekommen, bewahren Sie diese *im Dunkeln,* am besten in einer Schublade auf, die Sie eigens für Arzneien bestimmt haben. Beachten Sie bitte auch, dass *Camphora* D1 eine starke Strahlung aussendet, welche die Wirkung anderer homöopathischer Arzneien vermindern kann (ähnlich wie *Minze, Menthol* und *Kamille*). Schon Kent empfiehlt, diese Arznei „in einem entlegenen Winkel des Hauses" aufzubewahren.

Wie wähle ich die richtige Arznei?

Suchen Sie bei Beschwerden nicht nach Erklärungen ihrer möglichen Ursache, also nicht nach dem *Warum*, sondern wählen Sie aus vorgegebenen Arzneien die den Störungen ähnlichste Arznei aus.

Fragen Sie sich oder den Betroffenen nach dem:

- ***Wo** tut's weh?* (Ort, Ausdehnung, Aussehen der Störung)
- ***Wie** tut's weh?* (Empfindung, Ausscheidung der Störung)
- ***Wann** tut's weh?* (Beginn, Auslösung und verändernde Umstände der Störung)

Also *fragen* Sie sich: „Warum tut mir der Kopf weh"? *Antworten* Sie nicht: „Ich hatte einen harten Tag", sondern: **Wo?** „Im Hinterkopf über die rechte Schläfe bis hin über die rechte Augenbraue." **Wie?** „Es zieht dumpf". **Wann?** „Seit heute Nachmittag um etwa 16 Uhr".

Das bedarf natürlich Ihrer genauen Beobachtung, denn nicht alle Menschen sind anfangs fähig, sich hilfreich auszudrücken. Aber durch ständige Übung mit Hilfe dieser drei Fragen werden Sie sich besser kennen lernen, werden Sie sich Ihrer leidenden Situation bewusster und können diese besser annehmen, um sie letztlich mit einer sorgfältig gewählten Arznei loszuwerden. Versuchen Sie's, Sie werden mit Wohlbefinden belohnt.

Wann nehme ich welche Arznei in welcher Potenz?

Die meisten Arzneien werden in drei Darreichungsformen angeboten: Kügelchen, Tabletten und Tropfen. Einige Arzneien, vor allem Säuren (Acidum ...), Phosphorus, Bromum und Petroleum, sind nur flüssig haltbar. Die metallischen Arzneien sind erst ab D8 flüssig oder in Kügelchen vorhanden, bis D8 nur in Tablettenform. Für Notfälle erwerben Sie verständlicherweise eher Tropfen, die Sie hinter die Zunge träufeln, von wo sie rasch in die Blutbahn aufgenommen werden. Für weniger *„notfällige"* Beschwerden ziehen Sie Kügelchen vor. Ob Tabletten- oder eine andere Form ist eine reine Geschmackssache.

• Akute Störung

Bei *akuten Störungen* wiederholen Sie eine Gabe bis zur Potenz D12 stündlich oder zweistündlich, bis zur Potenz D30 täglich, wie meist im Text angegeben. Bei Nachlassen der Beschwerden (s. o.) geben Sie die Gabe weniger häufig, das heißt Sie handeln nach der *Intensität* der Beschwerden.

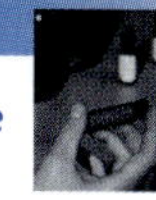

- **Notfall**

Im *Notfall* können Sie jede Arznei in einem viertel Liter Wasser mit einem Plastiklöffel „verkleppern“, davon alle fünf Minuten einen gewöhnlichen Schluck trinken lassen oder mit demselben Plastiklöffel eingeben.

Info

Während der akuten Störungen oder der Notfallsituation setzen Sie die eventuell von einem homöopathischen Behandler verschriebene Basisbehandlung (Behandlung der Person!) vorübergehend ab. Ist die Störung behoben, nehmen Sie dieselbe wieder auf.

Nach Besänftigung der akuten Störungen werden die verschiedenen Potenzierungen mit folgender Regelmäßigkeit eingenommen:

- bis D3 – dreimal täglich eine Gabe zu je 20 Kügelchen oder Tropfen oder 3 Tabletten,
- bis D6 – dreimal täglich eine Gabe zu je 5 Kügelchen oder Tropfen oder 1 Tablette,
- D12 – zweimal täglich eine Gabe zu je 5 Kügelchen oder Tropfen oder 1 Tablette,
- D30 – einmal wöchentlich eine Gabe oder *bei Bedarf*.

Welche Potenz verwende ich?

Die Wahl der Potenzhöhe ist grundsätzlich eine Frage des persönlichen Vermögens des Behandlers. Ihnen empfehle ich, sich durchweg mit Potenzhöhen zu bedienen, wie ich sie in diesem Buch für Sie ausgewählt habe. Dabei kann nichts „schief“ laufen, und gut gewählt wird sie immer (!) erfolgreich wirken.

Wann darf ich die Gabe wiederholen?

Wenn nach einer Arzneigabe eine Besserung der Beschwerden eintritt – und gut gewählt tritt sie immer ein –, so warten Sie mit der Wiederholung, bis Sie den Eindruck haben, dass die Wirkung der Arznei nachlässt. Eine Steigerung der Arzneiwirkung durch qualitative Erhöhung der Einzelgabe oder durch vermehrte Wiederholung

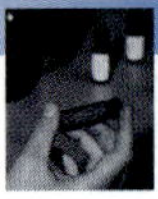

der Gabe ist nicht zu erwarten. Der Arzneireiz benötigt einen gewissen Zeitraum und einen bestimmten Zeitablauf, bis er anspricht. Dieser Arzneireiz wird durch ein Kügelchen oder einen Tropfen genauso erreicht wie durch zwanzig oder hundert. Die *Qualität* einer Arznei steht in keinem Bezug zur *Quantität*: Menge macht nicht Gesundheit. Menge ist messbar, Gesundheit ist eine Ermessensfrage.

Was heißt „1 Gabe“?

Bis zur Potenz D3 entspricht eine Gabe 20 Tropfen oder 20 Kügelchen oder drei Tabletten. Ab der Potenz D4 entspricht eine Gabe 5 Tropfen oder 5 Kügelchen oder einer Tablette. Kinder ziehen verständlicherweise die süß schmeckenden Kügelchen vor. Die Gabe verabreichen Sie zehn Minuten vor oder nach dem Essen oder Trinken ohne Wasser auf die Zunge, Säuglingen legen Sie die Kügelchen einfach zwischen die Lippen. Es dauert nicht lange, bis sie auf den Geschmack kommen und bereitwillig lutschen.

Was heißt „alle 10 Minuten“?

Wiederholen Sie die Arznei, bis sich eine spürbare Besserung einstellt. Dann unterlassen Sie eine weitere Gabe so lange, bis die Beschwerden sich wieder verschlimmern. So verfahren Sie mit jeder Arzneigabe!

Was heißt „bei Bedarf“?

Wenn durch eine Gabe D30 die Heilung angeregt ist, sollten Sie keinen weiteren Arzneireiz setzen, sondern zuwarten, bis das Befinden sich wieder verschlechtert. Das erst weist Sie darauf hin, dass Sie einer erneuten Gabe bedürfen und diese zuführen sollten. Es gibt demgemäß keine Regel für die Wiederholung einer D30-Potenz. Menschen sind wie die Arzneien sehr verschieden voneinander, das heißt sie reagieren auf individuelle, nicht voraussagbare Weise. Es liegt also am Miteinander mit dem kranken Menschen, eine Wiederholung der Gabe zu ermessen.

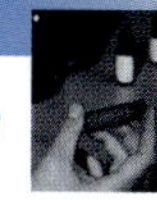

Was heißt „in Wasser“?

Bei hoch akuten Umständen lösen Sie 10 bis 20 Kügelchen oder Tropfen in einem gewöhnlichen Trinkglas voller Wasser (zirka einem viertel Liter), verkleppern die Lösung mit einem Plastiklöffel und lassen hiervon alle 5 Minuten einen gewöhnlichen Schluck trinken. So verfahren Sie beispielsweise bei einem Asthmaanfall mit *Arsenicum album D30* oder bei einem Panikanfall mit *Aconitum D30*. Natürlich nur, wenn Glas und Wasser in Reichweite verfügbar sind. Die Arznei sollte auf alle Fälle griffbereit sein.

Ist die Dosis beim Säugling, Kind und Erwachsenen verschieden groß?

Der Arzneireiz wird durch ein Kügelchen oder einen Tropfen genauso erreicht wie durch zwanzig oder hundert. *Die Qualität einer Arznei steht in keinem Bezug zur Quantität*. Hier lernen wir umzudenken: Menge macht nicht Gesundheit. Menge ist messbar, Gesundheit ist eine Ermessensfrage. Aus diesem Grunde ist es auch nicht besorgniserregend, wenn Kinder – wie so gern – ein ganzes Fläschchen mit Kügelchen genüsslich lutschen. Dies entspricht im Grunde einer Gabe.

Hat die Arznei Nebenwirkungen?

Die homöopathischen Arzneien haben *keine* Nebenwirkungen. Bei sehr empfindsamen Menschen und bei zu häufiger Wiederholung der Arzneigabe kann es zu überschießenden Reaktionen kommen, die jedoch nicht als schädliche Arzneiwirkung zu betrachten sind, sondern als Zeichen der richtigen Arzneiwahl. Nach Absetzen der Arznei klingt diese so genannte *Erstverschlimmerung* schnell wieder ab. Im Allgemeinen empfehle ich, Arzneien bis D12 drei Tage auszusetzen und danach mit weniger häufigen täglichen Gaben fortzufahren. Nebenwirkungen mit Medikamenten der Schulmedizin, so genannte *Interaktionen*, sind gleichfalls nicht bekannt. Ich pflege zu behaupten: „Die Homöopathie siegt immer im Bemühen um die Heilung“. Weshalb ich einem Diabetiker niemals die Spritzen verbieten würde. Das spräche für arrogante Monomanie meiner Person! Und einem Patienten unter antibiotischer Behandlung verordne ich im-

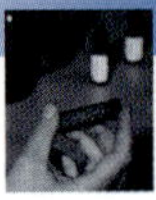

mer eine Arznei. Auch Überlagerung der Wirkungen bei „homöopathischen Kombiarzneien", die ja meist aus tiefsten Potenzen zusammengemischt werden (deshalb „Mischopathie" und nicht „Homöopathie" genannt!), stören meine Arzneiverordnung nicht. Ich sehe es nur lieber, wenn beide *nicht gleichzeitig* eingenommen werden. Demgegenüber ist ein Zusammenspiel mit altbekannten Hausmitteln immer erwünscht.

Darf ich die Arznei als Vorsorgearznei verwenden?

Die Homöopathie ist im Grunde keine Heilmethode, die vorbeugend eingesetzt wird beziehungsweise wirkt. Obwohl sie eigentlich immer Schlimmerem vorbeugt. Der Körper reagiert nicht auf Informationen, zu denen in ihm keine Resonanz besteht, das heißt, die er gar nicht braucht, die er also nicht verwerten kann und die ihn eventuell nur belasten würden. Doch auch hierbei machen wir Ausnahmen, denn die Homöopathie ist ja eine menschliche Medizin: zum Beispiel Staphisagria zur Vorbeugung von Insektenstichen, Arnica für Sportler, die sich leicht verletzen, oder Dulcamara für Metzger, die sich durch ihre Kühlhausgänge wiederholt unterkühlen.

Gebrauchsanweisung zur Verwendung dieses Buches

- In diesem Ratgeber finden Sie unter den jeweiligen Beschwerden ausführliche Beschreibungen. Danach folgen *Tabellen,* die zur schnellen Orientierung das Wesentliche zusammenfassen. So finden Sie rasch, wonach Sie suchen. Im Zweifel ziehen Sie das → *Stichwortverzeichnis* zu Rate. Dort sind alle Ihre Probleme, Beschwerden und Befindlichkeitsstörungen unter dem entsprechenden Namen zu finden.
- Das *schräg Gedruckte* im Text erlaubt Ihnen, die wesentlichen Symptome Ihres Leides mit denjenigen der Arznei übersichtlich vergleichen zu können.
- Alle im Text aufgeführten Arzneien sind in einem Extra-Kapitel beschrieben, ihre Merkmale kurz zusammengefasst.
- Für akute Dilemmas muss die Arznei *nicht* unbedingt *personenbezogen*, sondern nur *ähnlich* der Erscheinung sein. Wenn Sie also

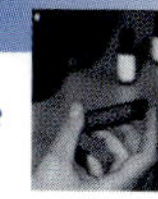

überzeugt sind, dass für Ihre Erkältung *Belladonna* Ihren Beschwerden ähnlicher ist als unter *Aconitum* beschrieben, obwohl Sie eher *schlank* und *bewegungsbedürftig* sind als *rundlich* und *ruhebedürftig,* dann zögern Sie nicht, sich für *Belladonna* zu entscheiden.

- Ihre rettende Notfallarznei besorgen Sie sich am besten in *Tropfenform,* damit Ihnen bei bedrohlicher oder handlungsunfähiger Situation die Tropfen hinter die Unterlippe geträufelt werden können!

Grenzen der Selbstbehandlung

Die eigentliche Grenze wird durch das individuelle Vermögen des Anwenders gesetzt, die rechte homöopathische Arznei für sein Leid oder dasjenige seiner Lieben auswählen zu können. Auch wenn Sie sehr „fortgeschritten" sind in Ihrer Erfahrung, sollten Sie die personenbezogene Behandlung immer einem Fachmann überlassen. Ergo: Akutbehandlung ja, Behandlung der Person nein.

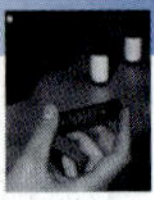

Der Mensch und die Jahreszeiten

Es gibt sie noch: die Jahreszeiten. Und es wird sie immer geben. Sie unterliegen kosmischen Gesetzen, die uns ihren Einfluss auf unser körperliches und seelisches Befinden spüren lassen. Nicht zuletzt durch Länge oder Kürze der Tage und Nächte, durch Kälte oder Wärme, durch Trostlosigkeit oder Vielfarbigkeit der Umwelt, trotz menschlicher Versuche, durch künstliches Licht oder Kunstdunkel, durch Fernwärme oder zentrale Kaltluft, durch isolierende oder luftige Kleidung, durch Ganzjahresangebote von Obst, Gemüse, Salaten und sonstiger Ausgleichsnahrung dem früheren rhythmischen Jahreseinfluss auf das Leben der Menschen entgegenzusteuern.

Unsere Abhängigkeit vom Wetter ist also nicht neu – ebenso wie unser Eingebettetsein ins kosmische Geschehen. Neu ist seit einigen Jahrzehnten die Unbeständigkeit einer Wetterlage, der überraschende Temperaturwechsel, der Schnee im April. Also reisen wir in Gebiete, von denen wir wissen, dass dort die Sonne oder der Schnee für Skifahrer garantiert sind. Was aber auch bedeuten kann, dass wir in Nizza anstatt der milden Frühjahrssonne Schneepalmen vorfinden oder in den Schneealpen die Frühjahrssonne. Auch die Subtropen sind nicht mehr das, was sie waren. Regen in der Trockenzeit und Trockenheit in der Regenzeit bedarf keiner Verwunderung mehr. Ziemlich durcheinander das Ganze! Bleibt uns nur, die leiblichen Störungen solch sphärischer Unordnung, die wahrscheinlich unserer eigenen inneren Unordnung entspringt, mit Hilfe unserer Arzneien auszubügeln!

Das ist Anlass genug, stets wiederkehrende, abträgliche Wettereinflüsse auf unser Wohlbefinden innerhalb der Jahreszeitenkapitel anderen typischen Beeinträchtigungen voranzustellen.

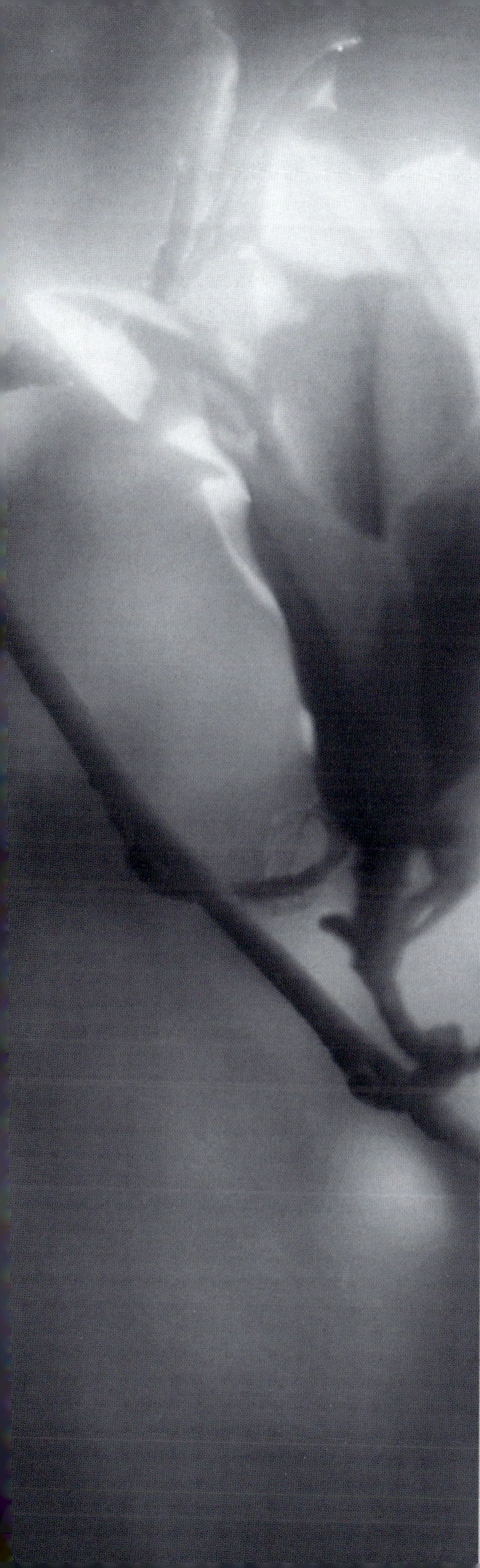

Frühling

Im Allgemeinen erfreut sich die westliche Menschheit am Aufkeimen der Blüte, des Grüns und gewisser erotischer Empfindungen, badet ihre Gefühle im Liebesspiel der Natur, das ihr Innerstes berührt, und hegt geduldig die Hoffnung auf das Ende eines langes Winters oder zumindest die Aussicht auf mildere Temperaturen. Letztere beeilen sich allerdings, meist über Nacht hereinzubrechen, verweigern dem Körper die natürliche Entschlackung seiner winterlichen Stoffwechselprodukte und der Seele die Entleerung ihres kältegestauten Mülls. Schwächeren, grippegeschüttelten oder sonstig wintergeschädigten Menschen verbleibt weiterhin die Schleimhaut zur Ausscheidung ihrer Winterschlacken: als bakterieller oder allergischer Schnupfen, als psychodramatisches oder allergisches Asthma, als Bronchitis, Durchfall oder sonstige Entzündlichkeiten. Allein der eher rote, hitzige, kräftige Mensch, dem wir gelegentlich bei schneidender Kälte im T-Shirt und in Sandalen begegnen, wird sich auch im Frühjahr wohl fühlen, falls nicht ein rascher Wetterwechsel zur Milde hin seine Sommerleiden vorwegnimmt.

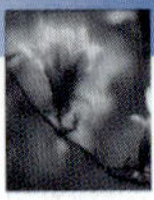

Wetterbedingte Beschwerden

Föhn

Es sind besondere Menschen, die auf Föhnwetter mit Kopf- oder Knochenschmerzen oder geistiger Müdigkeit reagieren. Einige seien hier aufgezeichnet. Wobei Sie beachten mögen, dass dieselben Menschen ihre Empfindlichkeit auch auf andere Vorwetterlagen oder auf einen *Einbruch schwüler Tage* zu jeder Jahreszeit ausdehnen.

Rhododendron D4
Vorwetter
1 Gabe stündlich

Einige Geplagte ziehen sich schon *vor* dem Wetterwechsel mit ziehenden Gelenkschmerzen, *Kopfschmerzen bis in die Zähne* und dösiger Benommenheit zurück und warten auf den *nachfolgenden Regen*, der ihnen Erleichterung beschert. Mit Rhododendron wird ihnen die Zeit der Schmerzen und des Wartens verkürzt.

Gelsemium D30
Schwüle
1 Gabe bei Bedarf

Ähnlich ergeht es diesen *Vorgewitterwesen*, die obendrein keine *Schwüle* vertragen. Ihnen schlägt der Wetterwechsel aufs Gemüt. Sie werden unruhig, gereizt, *zittrig, schläfrig*. Mit Herzklopfen, Übelkeit, krampfendem *Nackenkopfschmerz* und Gelsemium legen sie sich zu Bett und lassen die Wetterfronten sich klären, während sie zur Genüge mit sich und der Natur hadern.

Crataegus D2
Schwindel, Kopfweh
1 Gabe stündlich

Menschen mit leichter Herznot bei jeglicher Belastung kennen den aufkommenden *Schwindel* und die *Stirnkopfschmerzen* bei Föhnwetter, die auf Crataegus sehr gut ansprechen. Auch ihr *niedergeschlagenes, ängstliches*, gereiztes Gemüt wird sich mit dem altbekannten *Weißdornsaft* aufhellen.

Tuberculinum bovinum D200
Vererbung
1 Gabe monatlich

Die Anlage zu Beschwerden bei Föhn ist in diesem Fall *ererbt*, wobei die Wechselhaftigkeit des Wetters vor allem solche Menschen betrifft, die in den Schattierungen ihres Temperaments selbst *wechselhaft* veranlagt sind. Ihnen entspricht Tuberculinum bovinum, wenn trotz ihrer sorgfältig gewählten entsprechenden Arznei und trotz ihrer Bedarfsarznei das Übel zurückzukehren pflegt.

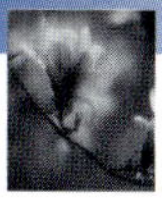

Zusammenfassung

Föhn

Rhododendron D4 Vorwetterfühligkeit; Kopfschmerz bis in die Zähne; Besserung bei nachfolgendem Regen	stündlich
Gelsemium D30 Vorgewitterfühligkeit; verträgt keine Schwüle, zittrig, schläfrig, Nackenkopfschmerz	bei Bedarf
Crataegus D2 Schwindel, Stirnkopfschmerz, Melancholie; ängstlich, gereizt	stündlich
Tuberculinum bovinum D200 erblich bedingte Anlage zu Föhnbeschwerden	monatlich

Sonne

Des einen Himmel ist des andern Hölle, sagt der Volksmund. Und der hat immer Recht! Nach trüben Wintern ist das erste verhangene Sonnenlicht eine Wohltat. Nicht aber für alle ... einige leiden.

- **Bindehautreizung**

(→ Frühling/Sonne/Lichtscheu, Winter/Wintersport)

Reizung oder gar Entzündung der Bindehaut bei Menschen mit empfindlichen, lichtscheuen Augen sind nicht selten. Ihnen biete ich die besten Arzneien für den Anfang des Geschehens.

Aconitum D30
Kühle lindert
1 Gabe bei Bedarf

Jedes akute Geschehen am Auge, sei es am Lidrand, an der Bindehaut, Regenbogenhaut, Augeninnenhaut oder Netzhaut, verlangt nach Aconitum. Geben Sie diese Arznei schon *zu Beginn* der geringsten Beschwerden und besonders, wenn sie *plötzlich*, unerwartet und *mit Heftigkeit* auftreten. Lokale *Kühlung* lindert die Schmerzen.

Belladonna D30
Wärme lindert
1 Gabe bei Bedarf

Wenn lokale *Wärme* die plötzlichen Beschwerden durch grelles Licht, grelle Sonne oder durch Schnee reflektierte Sonne besänftigt, begleitet von einer äußersten *Empfindlichkeit* gegen *Berührung*, greifen Sie besser zu Belladonna. Die Augen sind rot und heiß, die Pupillen geweitet.

Euphrasia D12
Blinzeln, Schlieren
1 Gabe alle 2 Stunden

Bei jeder Art von *Bindehautreizung* (bakteriell oder viral), die zu ständigem *Blinzeln* zwingt, um die *Schlieren vor den Augen* zu vertreiben, hält die Homöopathie die gute Euphrasia bereit. Der Volksmund nennt sie bezeichnenderweise *Augentrost,* ich selbst benenne sie homöopathisch als „Scheibenwischer" der Augen.

Zusammenfassung

Bindehautreizung

Aconitum D30 plötzlicher Beginn, Kälte lindert	bei Bedarf
Belladonna D30 plötzlicher Beginn, Wärme lindert	bei Bedarf
Euphrasia D12 Schlieren vor den Augen, die zu stetem Blinzeln zwingen; „Scheibenwischer"	2-stündlich

- **Erste Sonnenstrahlen**

(→ *Sommer/Sonne/Sonnenallergie*)

Es ist nur allzu verständlich, die erste frühlingshafte Sonne ärmellos, barhäuptig und eventuell barfüßig wie ein ausgekühlter Schwamm in sich aufzusaugen. Einigen sei dies makellos gegönnt. Anderen, den Hautempfindlichen, sei Vorsicht geboten. Sie unterschätzen die Intensität der Sonne aus fusselfreiem, tiefblauem Himmel.

Cantharis C6
Brennen, eventuell Bläschen
1 Gabe stündlich

Eine winterblasse Haut verbrennt fast unbemerkt bei noch kühler umgebender Luft. Das *Brennen* verspüren Sie erst später im Café oder zu Hause. Eventuell entdecken Sie *Mini-Bläschen* auf kräftig geröteter Haut. Beides wird sich mit Cantharis, unserer Brenn-Arznei, beruhigen.

Acidum hydrofluoricum D6
Bläschen bis Blasen
1 Gabe stündlich

Wenn Sie der Säure Acidum hydrofluoricum bedürfen, dann leiden Sie sicher an einer *allergischen* Anlage. Bläschen bis *Blasen* bilden sich ziemlich rasch und fließen gelegentlich zusammen, begleitet von höllischem *Jucken* und Brennen.

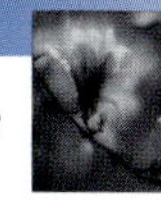

Zusammenfassung

Erste Sonnenstrahlen

Cantharis D6 Brennen, evtl. Bläschenausschlag	stündlich
Acidum hydrofluoricum D6 Brennen und Jucken; Bläschenausschlag bis Blasenbildung	stündlich

- **Heuasthma**

(→ „Enders' Homöopathie bei Atemwegserkrankungen", siehe Literatur S. 143)

Heuschnupfen und Heuasthma überfallen uns plötzlich, befallen etwa ein Drittel der Bevölkerung, meist während der ersten schönen warmen Tage nach Abklingen des Winters. Und jedes Jahr wird hierfür eine andere Arznei hilfreich zur Seite stehen. Nur wenige Leidende haben für ihren allergischen Anfall festgeschriebene Zeiten, und die nächste Attacke kommt bestimmt. In den Ruhephasen brauchen sie die unterstützende Hilfe eines Homöopathen, denn eine endgültige Heilung erfordert Jahre der Betreuung.

Allium cepa D3
milde Tränen
1 Gabe stündlich

Dem Betroffenen steigt klopfende Hitze ins Gesicht auf. Aus den lichtscheuen Augen fließen *milde* Tränen über. In der Nase sammelt sich massenhaft *wässrig-ätzender* Schnupfen, der mit scharfem Kribbeln einhergeht, das zum Niesen zwingt. Auch der trockene Hals juckt heftig. Frische Luft löst einen bellenden, *berstenden,* schmerzenden *Kehlkopfhusten* aus. Neben Allium cepa beruhigt ein heißes Getränk, obwohl das Wetter für dieses Leiden schon recht warm sein muss.

Euphorbium D6
heftiges Brennen
1 Gabe stündlich

Auch das heftige Auftreten dieser Not bedarf der äußeren Wärme. Sie überfällt plötzlich mit *heftig beginnendem* Jucken an den Augen, der Nase, in Rachen und Bronchien, mit Niesreiz, schleimigem Schnupfen und einem lang anhaltenden, trockenen, *brennenden Kitzelhusten,* der sich in der Brustmitte festsetzt. Euphorbium frühzeitig eingesetzt, mildert die Heftigkeit, wonach Sie die Gabenhäufigkeit auf 3 x eine Gabe täglich zurückschrauben können.

Aconitum D30
plötzlicher, heftiger Beginn
1 Gabe bei Bedarf

Tritt der asthmatische Husten ohne vorherige Ankündigungen auf, denken Sie bitte, wie bei allen *plötzlichen* körperlichen oder seelischen Geschehnissen, an Aconitum.

Zusammenfassung

Heuasthma

Allium cepa D3 milder Nasenfluss, wund machender Tränenfluss, berstender Kehlkopfhusten; drinnen schlimmer, heißes Trinken bessert	stündlich
Euphorbium D6 heftiges Jucken überall, brennender Kitzelhusten in der Brustmitte	stündlich
Aconitum D30 plötzlicher, heftiger asthmatischer Husten	bei Bedarf

- **Heuschnupfen**

(→ Frühling/Sonne/Lichtscheu, Sommer/Heuschnupfen, „Enders' Homöopathie bei Atemwegserkrankungen", siehe Literatur S. 143)

Wenn Sie sich mit akutem Heuschnupfen zum ersten Mal der Homöopathie zuwenden, bedürfen Sie sicherlich ärztlicher Anleitung. So sind beispielsweise die hier aufgeführten Arzneien für Verschlimmerung bei *sonnigem, schönem* Wetter solche *Arzneibilder*, die dem *Bild einer Person* entsprechen. Das heißt aber auch, dass Sie dann zugreifen dürfen, wenn allein die Heuschnupfen-Erscheinungen den Ihren ähneln *(→ Einleitung/Was ist eine personenbezogene Arznei?).* Das erleichtert trotzdem Ihre schweren Anfälle.

Natrium muriaticum D30
frisch
1 Gabe 1 x täglich

Im Frühjahr, wenn die Lebensgefühle erwachen, steigen in diesem Menschen alte Sehnsüchte auf. Er möchte die Schöpfung umarmen, kann aber nicht mal mehr in einer blumenstrotzenden Frühlingswiese spazieren gehen ohne Natrium muriaticum, sonst holt er sich einen Heuschnupfen. Denn ohne die Arznei folgt den tränenden Augen alsbald ein klarer, wässriger, *schaumiger* Schnupfen mit erschütterndem, krampfhaftem, *morgendlichem* Niesen. Überall wo Berührung zwingend wird, in der wärmenden *Sonne*, an der feuchten

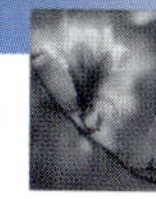

Meeresküste, im menschlichen Zusammenleben, verschlimmert sich sein Leid. Obwohl er im Grunde immer *friert* und sich nach Menschen sehnt. Aber er vermeidet die Begegnung, zieht sich wie ehedem zurück. Dabei wünscht er nur zu liegen, wartet auf die Wirkung der Arznei, die ihm ebenso wie seine enge Kleidung, die aufrechte Rückenlehne, das harte Bett den nötigen Halt geben wird, solange er menschlichen Halt ablehnt, um aufrichtig einer fähigen Berührung entgegenschreiten zu können.

Sarsaparilla D6
trocken
1 Gabe stündlich

Wenn das Frühjahr von *schönen, trockenen* Tagen gekrönt wird, was seltener zu werden scheint, dann fällt uns ein abgemagerter, durstloser Heuschnupfen-Mensch ins Auge. Seine Schmerzen verzagen und verschließen ihn, machen ihn übellaunig, überempfindlich und leicht beleidigt. Trotzdem ist er ein innerlich *hitziger,* äußerlich *schwitziger,* aber auch leicht *frostiger* Mensch mit *fleckiger Röte* im Gesicht. Je stärker seine innere Hitze, je wärmer Essen und Getränke, desto schlimmer werden alle seine Beschwerden, außer dem äußerlichen Frostgefühl. Dagegen *mag* er die *äußere Hitze,* mit *kaltem* Essen und Trinken serviert. Die Eigenarten des Heuschnupfens sind von geringster Bedeutung, außer dass er fließend oder dick-schleimig mit rauem Kehlkopf-Kitzelhusten erscheinen kann. Wird es dann feuchter oder regnet es gar oder gesteht er sich rechtzeitig Sarsaparilla zu, so atmet er erleichtert auf.

Lachesis D12
warm bis schwül
1 Gabe 2 x täglich

Wenn der Frühling seinen ersten warmen *Sonnenstrahl* schickt und die erste wohl riechende, *feuchte Wärme* verstreut, packt diesen kräftigen Menschen eine gewaltige *Stauung.* Erst wenn seine Säfte *fließen,* als Schweiß, Tränen, Nasenfluss oder Auswurf, fühlt er sich *wohler.* Die *Nacht* wirkt diesem Fluss entgegen. Kaum dass er in den Schlaf hinabsinkt, schreckt er mit *würgendem Gefühl im Hals* auf und droht durch einen hartnäckigen Reizhusten zu ersticken. Nichts darf ihn am Hals berühren, sonst *hustet* er *sich blau* und vergeht tatsächlich. Das geht so die Nacht hindurch. Gegen *Morgen* erwacht er mit entsetzlich *pulsierenden, linksseitigen Kopfschmerzen,* die *bis zur Nase runterziehen,* mit lichtscheuen Augen und einem heftigen Niesen. Mit Lachesis kommt der Nasenfluss endlich in Gang. Jetzt darf er sich aber kein Mittagsschläfchen erlauben. Denn auch danach, wie kurz auch immer, wiederholen sich Kopfschmerz, Erstickungsgefühl und Niesen.

Euphrasia D12
warm, Südwind
1 Gabe stündlich

Bei warmen südlichen Lüften schwimmen Ihre Augen in *wunden, scharfen Tränen* und rinnen brennend über die roten, heißen Wangen. Die Lider schwellen rot an. Ein schleimiger Schleier bedeckt Ihre Augen, so dass Sie erst nach häufigem Blinzeln Ihre Umwelt wahrnehmen können. Die *Nase* hingegen fließt *mild*. Allerdings nur tagsüber. Ihr *Schlaf* bleibt erfreulicherweise *ungestört*. Das merken Sie sich gut, weil dies Euphrasia zu Ihrem arzneilichen Begleiter auserwählt.

Allium cepa D3
Übergang zu warm
1 Gabe stündlich

Wer schon einmal in der Küche Zwiebeln geschnitten hat, kann berichten: aufsteigende, klopfende Hitze im Gesicht, *juckende* Augenwinkel, lichtscheue Augen mit *mild* überfließenden Tränen, massenhaft *wässrig-ätzender* Schnupfen mit scharfem Kribbeln in der Nase, das zu dauerndem, leidenschaftlichem Niesen zwingt. Sie öffnen das Fenster und übergeben sich und Ihr Leid erlösend der frischen Luft. Oder Sie schlucken rasch Allium cepa, wenn Sie vermeiden wollen, dass sich das Gejucke in den Hals hinabschleicht. Dort löst das Atmen der frischen Luft einen bellenden, *berstenden Kehlkopfhusten* aus, der so schmerzt, dass Sie sich stützend an den *Hals greifen*. Nehmen Sie eine Thermoskanne heißen Tees mit nach draußen. Das beruhigt den Husten.

- **Lichtscheu**

(→ Frühling/Sonne/Bindehautreizung, Frühling/Wetterwechsel/Heuschnupfen, Sommer/Heuschnupfen, Winter/Wintersport)

Sonne und Licht bergen symbolisch in sich die Wahrheit oder wenigstens, falls man gelegentlich noch mogelt, die *Liebe zur Wahrheit*. Warum sollten wir demnach ein Licht anzünden und es unter den Scheffel stellen, wo es niemandem nützt?! Menschen, die die Wahrheit fliehen, sind in der Regel lichtscheu. Sie tragen deshalb vorzugsweise Sonnenbrillen, deren Auswahl meist eine Aussage über Temperament und Charakter zulässt. Entsprechend betrachten wir die kleine runde Brille als Hinweis auf betonten Intellekt und versteckte

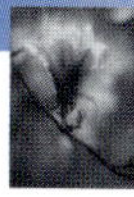

Zusammenfassung

Heuschnupfen

Natrium muriaticum D30 schaumiger Schnupfen, krampfhaftes morgendliches Niesen; am Meer besser oder schlimmer; frostiger Mensch, liebt trotzdem kaltes Wasser ins Gesicht	1 x täglich
Sarsaparilla D6 je schöner und trockener das Wetter; innere Hitze, äußerer Frost, liebt trotzdem feuchte Hitze	stündlich
Lachesis D12 je heißer und feuchter das Wetter (Frühjahr bis Herbst); nach Schlaf schlimmer; nichts darf den Hals berühren	2 x täglich
Euphrasia D12 Augen brennen, Nase läuft mild; blinzelt sich die Sicht frei; Schlaf ungestört	stündlich
Allium cepa D3 milde Tränen, ätzender Schnupfen; frische, kühle Luft bessert	stündlich

Gefühlswelt, die eher große, konservativ klassische als Betonung sozialen Angepasstseins. Hier finden wir auch die Neigung, trotzdem aufzufallen, um offene Ehrlichkeit individuellen Soseins zu vertuschen. In der machohaften Brille zeigt sich der Ausdruck zeitgenössischer Imagepflege, die das eigentliche Ich übertünchen will. Das sind nur einige Skizzen aus einer vielgestaltigen Möglichkeit, mit der Menschen ihr wahres Gesicht, das nackte Bild ihrer Person, verheimlichen wollen. Also bestücken sie sich mit farbigen Brillen nicht nur bei einer Augenentzündung, bei Heuschnupfen oder bei Schneeblendung. Ganz einfach bei klarem, hellem oder verhangenem Sonnenlicht. Betrachten wir einige Typen.

Phosphorus D12
geht raus
1 Gabe 2 x täglich

Ein die Sonne, das Licht, den Glanz liebender Mensch. Aber seine Vorlieben, Abneigungen und Beschwerden sind von *Brennen* gekennzeichnet, das nach *frischer Luft* verlangt, aber keine verträgt. Trotz Empfindlichkeit gegen Kälte, kalte Luft und Zugluft geht er nach draußen, wo er, kaum dass er den Fuß vor die Tür gesetzt hat, mit einer *auffallend modischen* Sonnenbrille seine *lichtscheuen* Augen verbrämt – ähnlich einer jener vielzähligen von Elton John. Trotzdem lässt er tags und nachts künstliches Licht brennen, denn all seine Sinne sind auf Alarm eingestellt, wenn die Dunkelheit hereinbricht. Zum Ausgleich seines *Licht-und-Dunkel-Schicksals* scheint ihm Phosphorus, kurweise verabreicht, unentbehrlich.

Arsenicum album D12
bleibt drinnen
1 Gabe 2 x täglich

Dieser Mensch hat eigentlich die Wahrheit gepachtet. Und betrachten wir sie, reduziert auf den menschlichen Verstand, so hat er auch immer Recht. Die Wahrheit der Natur, die tief in uns allen verborgen liegt, geht an ihm vorbei, denn er ist ein *pedantischer Logiker*. Die universelle Wahrheit aber ist unlogisch. Solange ihm Arsenicum album unbekannt bleibt und er die Wahrheit in seinem Bewusstsein nicht zulässt, werden ihn lichtscheue Augen zum Tragen *einfacher, nüchterner* dunkler Augengläser – ähnlich jenen von Bertolt Brecht – zwingen, die er selten draußen spazieren führt. Und ... zu *brennenden* Beschwerden, die – egal wie, wann und wo – nach *Wärme* in jeder Weise verlangen.

Lachesis D12
nach Erwachen
1 Gabe 2 x täglich

Im Gegensatz zu den beiden obigen begegnet uns jetzt ein *roter* Mensch. Morgens nach dem Erwachen aus dem Schlaf, auch nach einem Schläfchen tagsüber, leitet ihn sein erster Griff zu einer *imposanten klassischen* Sonnenbrille. Ähnlich derjenigen von Greta Garbo oder jener von Karl Lagerfeld. Die Gründe seiner Lichtscheu sind vorwiegend seelisch-geistiger Art: Seine intensive Gefühlswelt, die nur im äußeren Dunkel der Träume die Wahrheit gebiert, versucht er mit der Brille des Verstandes zu beherrschen. Auch ein Lebensmodell! Zumindest, solange ihm Lachesis verwehrt bleibt.

Euphrasia D12
blinzelt draußen
1 Gabe 2 x täglich

Ob nun beim Heuschnupfen, bei Bindehautentzündung oder bei simpler Empfindlichkeit gegenüber ersten sonnigen Strahlen, sobald Sie dabei Ihre *Sicht von* einer Art *Schleier freiblinzeln* müssen, dürfte Euphrasia die Arznei Ihrer Wahl werden. Besonders wenn Sie bei solchen Empfindungen dazu neigen, die Helligkeit nicht nur mit *machoartiger* Sonnenbrille, sondern auch mit heruntergelassenen Rollläden

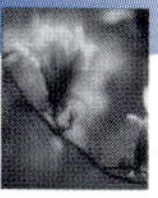

zu bannen versuchen. Ein bestimmtes Personenbild muss nicht ausgeprägt sein, obgleich es dem Phosphorus-Menschen am ähnlichsten scheint.

Lichtscheu — **Zusammenfassung**

Phosphorus D12 trägt auffallend modische Brille	2 x täglich
Arsenicum album D12 trägt einfache, runde Brille	2 x täglich
Lachesis D12 trägt imposante klassische Brille	2 x täglich
Euphrasia D12 trägt machohafte Brille	2 x täglich

Wetterwechsel

Natürlich wissen wir's: Der Frühling ist gegen Wetterwechsel nicht gefeit! Bei solchem Durcheinander sollten Sie sich einige Arzneien, die auf den Anfang, den ersten Beginn, die Auslösung wirken, gut einprägen, denn sie werden zu allen Jahreszeiten gute Dienste leisten: vom Schnupfen bis zur Bronchitis, von Rücken- bis zu Gliederschmerzen.

- **Grippe**

(→ Frühling/Wetterwechsel/Unterkühlung, Sommer/Temperaturabfall, Herbst/Wetterwechsel, Herbst/Zugluft)

Aconitum D30
Zugluft
1 Gabe bei Bedarf

Eben noch gesund, beginnen im nächsten Augenblick *plötzliche, stürmische* Beschwerden: die Folgen von Wetterwechsel, Unterkühlung, Wind, Sturm, Föhn, Zugluft. Das *grippige* Gefühl beginnt mit heftigem Frost und klopfendem Stirnkopfweh, der *Schnupfen* mit heißer, trockener, dick geschwollener, verstopfter, kitzelnder oder brennender Nase, und das Halsweh beginnt ebenso brennend. Verlangen nach *kühler*, frischer Luft und nach reichlich *kühlem* Wasser zeichnen die Erkrankten. Die Kranken (Patienten) lieben es indes, wenn man ihnen Aconitum reicht und beruhigend die Hand hält.

Belladonna D30

Entblößung

1 Gabe bei Bedarf

Nach Unterkühlung oder Entblößung beginnen plötzlich fiebrige oder entzündliche Störungen. Obwohl das *Fieber* sehr hoch steigt, hüllt sich der Befallene in dicke Decken, worin er dann bald dampfend, jammernd und benommen dahinschwitzt. Dabei glänzen die Augen und schauen mit großen Pupillen wild um sich. Der wehe *Hals* erscheint kräftig rot, glänzt prall wässrig, pocht und sticht wellenartig. Der *Husten* böllert trocken durch die Räume mit nächtlicher Verschlimmerung. Die Nacht selbst ist erfüllt von gespenstischen Träumen und entsetztem Erschrecken. Meist ist Belladonna die zweite Fieber- und Entzündungsarznei – nach Aconitum – mit Verlangen nach *Wärme*!

Nux vomica D30

trockenkaltes Wetter

1 Gabe bei Bedarf

Schlägt das Wetter zu *trocken, kalt, zugig* oder zu ungemütlichem *Durcheinander* um, bedarf jede eben dadurch erhaschte Erkältung der Nux vomica. Wenn Sie obendrein gern das Fenster öffnen, dabei beim *leisesten Luftzug* niesen und die Nase läuft, dann spricht das noch eindeutiger für Ihre Arzneiwahl. Sie wird die *nachts im Liegen verstopfte* Nase wieder durchgängig machen, damit Sie ungehindert atmen und selig schlafen können.

Zusammenfassung

Grippe

Aconitum D30 durch Zugluft; plötzlicher Beginn, alles trocken, heiß; Kühle lindert	bei Bedarf
Belladonna D30 durch Entblößung, Durchnässung; plötzlich, Wärme lindert	bei Bedarf
Nux vomica D30 durch trockenkaltes, zugiges Wetter; niest bei leichtestem Luftzug trotz Frischluftverlangen; nachts Nase wechselhaft verstopft	bei Bedarf

- **Heuschnupfen**

(→ Frühling/Sonne/Heuschnupfen, Sommer/Heuschnupfen und „Enders' Homöopathie bei Atemwegserkrankungen", siehe Literatur S. 143)

Der Beginn der Plage ist zeitlich fließend, vom Frühjahr oder Frühsommer bis zur letzten Heuernte im August. Das hängt eben von den Launen des Wetters ab, von denen einige hier skizziert sein mögen. Die Gabenhäufigkeit der Arzneien verringern Sie bitte mit abnehmender Intensität der Störung.

Sabadilla D6
kühl, frisch
1 Gabe stündlich

Hitzewallungen steigen zu Kopf und malen ein sonst blasses Gesicht in kräftigem Rot. Ein *brennender* Tränenfluss *verschlimmert* sich in *kühler, frischer Frühlingsluft*, das Nasensekret ist klar, weiß-schleimig, und krampfartiges Niesen erschüttert den benommenen Kopf in Stirn und Schläfen. Das Nasensekret läuft *mild* aus den Löchern, der Rachen ist trocken, kratzig und zwingt zu ständigem Räuspern. *Innerlicher Frost* schaudert durch Ihre Glieder, besonders im Rücken, so dass Sie die *Wärme* aufsuchen. Mit Sabadilla brauchen Sie sich nicht stundenlang in der *warmen Badewanne* aufzuhalten, um die heftigen Frostschauder zu besänftigen.

Arsenicum album D6
kühl, feucht
1 Gabe stündlich

Ebenso fließt eine Erscheinungsart, die sich in der *kühlen,* eher *feuchten Frühlingsluft* verschlimmert, sich aber im *warmen Zimmer* beruhigt. Alle Schleimhäute brennen, sind wund wie Feuer, und doch hilft Ihnen *Wärme* in jeder Weise sowie Arsenicum album.

Gelsemium D30
warm, feucht
1 Gabe bei Bedarf

Bei diesem Menschen ist es der *Einbruch warmer, feuchter Tage* im noch kühlen Frühling oder beständiges *feuchtes, schwüles, föhniges* Wetter wie vor Gewittern, die eine apathische Schwäche auslösen. Heiß und *dunkelrot* gedunsen liegt er mit pulsierendem *Nackenkrampf* flach, der wie ein festes *Band* bis zur *Stirn* zieht. Wie gelähmt, teilnahmslos, *müde, matt, schlaff.* Dennoch innerlich zittrig, sehnt er sich nach Ruhe, will allein sein, nicht denken und nicht handeln. Mit diesem Gebaren beginnt sein Heuschnupfen ähnlich langsam und träge wie der ganze kranke Mensch. Sein Kopf ist *fiebrig, hitzig,* und doch *verlangt er nichts zu trinken*. *Frost* begleitet bereits die Kopfschmerzen, schleicht sich wellenartig den *Rücken rauf und runter*. Ein echter

Schüttelfrost mit Zähneklappern, obwohl er keine Kälte empfindet, das Zimmer inzwischen aufgeheizt ist und Gelsemium bereitsteht. Je nachdem wie das Wetter seine Launen verstreut, *flimmern* die Augen, kribbelt die Nase, fließt ein scharfer Schnupfen *morgens* und *draußen*, von heftigen Niesanfällen gefördert. Alles hält so lange an, bis endlich eine *Flut* von farblosem *Harn* einsetzt, was die Erlösung von allen Übeln ankündigt. Geben Sie die Arznei – wie möglichst immer – rasch bei den Anfangssymptomen: Fülle des Kopfes, fiebrige Hitze ohne Durst und trotzdem Frösteln. Nur dann können Sie deren Wirkung voll auskosten. Nichts ist köstlicher als das Schwinden des Schmerzes.

Jodum D12

heiß, schwül

1 Gabe 2-stündlich

Je *heißer* und *schwüler* sich eventuell die Tage des Frühjahrs und Frühsommers dahinschleppen, desto hitziger blüht der Heuschnupfen dieses Menschen. Besonders wenn er (noch immer) ein Seeküstenbewohner ist, der dem jodhaltigen Küstenklima abgeneigt ist. Ständig fühlt er sich *heiß*, die geringste Wärme erregt und beängstigt ihn mit *Bangigkeit*. Trotzdem sieht er meist blass, *fahlgelb*, eingefallen und erschöpft aus, und *Haut* und *Glieder* sind *kalt*. Sein Körper ist nämlich durch rasche Verbrennungsprozesse gekennzeichnet. Seine *Schilddrüse* arbeitet auf Hochtouren, so dass wir ihn *ständig* mit zitternden Händen kleine Happen *essen* sehen, denn nur *während* des Essens fühlt er sich wohl. Er magert jedoch immer mehr ab, weil er innen verbrennt. Ein rasches Geschehen aus einer hektischen, ängstlichen, Besorgnis erregenden Unruhe heraus, die ihn auffrisst. Dämpfen wir die Hitze mit Jodum, bevor alles, was seine Allergie befällt, auf gleiche Weise *brennt*. Dabei stockt der Fluss *drinnen* und *fließt draußen* heftig *ätzend*, aber erleichternd aus Augen und Nase. Trocken und wund bleiben hingegen der Rachen und eventuell die Bronchien mit keuchendem, bellendem Asthma. Morgens und vor allem *in Wärme jeglicher Art* und Ausprägung droht er förmlich zu ersticken. Nachts zerfließt er in heftigen, erschöpfenden Schweißanfällen. Mit viel Geduld und vorsichtiger Dosierung wird die Arznei ihre heilende Wirkung entfalten.

Heuschnupfen — Zusammenfassung

Sabadilla D6 je kühler und frischer die Luft; Fieber täglich zur gleichen Stunde, starkes Frösteln, legt sich in heiße Badewanne	stündlich
Arsenicum album D6 je kühler und feuchter die Luft; fröstelt, alles brennt, trotzdem bessert Wärme, außer am Kopf	stündlich
Gelsemium D30 Fülle des Kopfes, fiebrige Hitze ohne Durst und gleichzeitig Frost im Rücken	bei Bedarf
Jodum D12 trockenes Asthma bei geringster Wärme; alles brennt; viel ätzender Fluss	2-stündlich

• Unterkühlung

(→ Frühjahr/Wetterwechsel/Grippe, Herbst/Nasskaltes Herbstwetter, Winter/Kälte/nasskalt)

Rhus tox D30
wie zerschlagen
1 Gabe bei Bedarf

Häufig sind wir kleidungsmäßig gegen den raschen Temperaturwechsel von warm zu kalt im Tagesablauf nicht gewappnet. Durchgefroren und *unterkühlt* kommen wir zu Hause an. Nehmen Sie ein *warmes* Bad und legen sich gleich ins warme Bett. Wenn nicht, nehmen Sie bis zur Besserung Rhus tox. Sonst könnten sich in der Nacht die ersten Folgen der Unterkühlung *(Nase, Hals, Bronchien, Blase)* einstellen mit heftigen Rücken- und Kreuzschmerzen; wie *zerschlagen*, wie durchgebrochen, wie geprügelt. Denken Sie daran, dass uns ein solches Ereignis auch im kühlen Sommer ereilen kann, wenn jener, wie so häufig in den vergangenen Jahren, sich eher herbstlich gestaltet.

Dulcamara D30
Blasenreiz
1 Gabe bei Bedarf

Es gibt Menschen, die sich bei jeder Erkältung nur die *Blase* unterkühlen mit heftigem, lästigem Harndrang. Solche Menschen brauchen sich nur auf einen Stein oder auf einen kalten Stuhl zu setzen, und ihr Leid beginnt. Das sind diejenigen, denen wir beim Spaziergang oder im Café mit einem klappbaren Sitzkissen begegnen. Sie brauchen bis zur Besserung Dulcamara als ebenso ständigen Begleiter wie ihr Sitzkissen – bis sie beides nicht mehr benötigen.

Zusammenfassung

Unterkühlung	
Rhus tox D30 wie zerschlagen im Rücken; heißes Bad lindert	bei Bedarf
Dulcamara D30 unterkühlte Blase	bei Bedarf

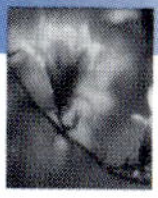

Jahreszeitlich bedingte Beschwerden

Abiturstress

(→ „Enders' Homöopathie für Kinder", siehe Literatur S. 143)

Fast jeden meiner jungen Patienten habe ich durchs Abitur begleitet, und sie wiederum haben ihre Leidensgenossen bedarfsweise ebenso erfolgreich versorgt. Weshalb ich empfehlen darf, beide Kapitel in einer Vorbereitungspause gut zu studieren. Und gut merken für später! Noch wollen viele Abiturienten nicht wahrhaben, dass jetzt nicht die letzte Prüfung ihres Lebens bevorsteht.

- **Konzentrationsmangel**

Die fortwährende Müdigkeit und Konzentrationsunfähigkeit mit Gähnen und das Kopfweh gegen Mittag, Erschöpfung nach der Schule bedürfen fachmännischer Hilfe. Für die zeitweise um sich greifenden Beschwerlichkeiten wählen Sie aus dem folgenden Angebot.

Agaricus D12
Hirnfutter
1 Gabe 2 x täglich

Es gibt Stresszeiten anfallsweiser, rascher Ermüdbarkeit bei Prüfungen und Anhäufung von Klassenarbeiten, und es gibt zugehörige Arzneien wie diese und die folgenden. Alle *erschöpfbaren Schüler* sind nervös und leicht gereizt. Sie verbringen ihre Zeit über dem Lehrstoff, leicht ablenkbar, Lippen kauend, *Grimassen* schneidend und zu *Albernheiten* aufgelegt. Solche jungen Menschen brauchen Agaricus, etwa 10 bis 14 Tage lang. Dann ist in der Regel die Konzentrationsfähigkeit wiederhergestellt.

Phosphorus D30
Hirnfeuer
1 Gabe bei Bedarf

Hier begegnet uns eine weitere hilfreiche Arznei für die *ermüdeten* Hirnfunktionen. Ich lasse sie gewöhnlich eine Woche lang täglich einnehmen oder zwei Wochen lang jeden zweiten Tag eine Gabe. Phosphorus aktiviert die Energiezentren des Gehirns.

Medorrhinum D200
Gedächtnisstütze
1 Gabe monatlich

Nun noch das Bild eines Schülers, der zwar ein besonderer Mensch, aber *kein besonderer* Schüler ist. Sein Gedächtnis betrügt ihn. Er lernt zwar fleißig vor dem Abitur – davor war er nicht immer der Fleißigste.

Er ist in der Regel gut vorbereitet, wenn es aber darauf ankommt, versagt *allmählich* seine Konzentration. Er kann sich an das Gelernte *nicht mehr erinnern*, je länger die Prüfung dauert. Dieser *schleichende Gedächtnisabfall* ist ihm seit seiner Schulzeit bewusst, weshalb er vorher jämmerliche Ängste *„produziert“*. Empfehlen Sie ihm, Medorrhinum als Prüfungsstütze bereits einige Monate lang vor dem akademischen Höhepunkt einzunehmen. Vielleicht klappt es ja noch. Jedenfalls wünschen wir's ihm!

Zusammenfassung

Konzentrationsmangel

Agaricus D12 je müder, desto schusseliger; Hirnfutter für Studierende	2 x täglich
Phosphorus D30 je müder, desto apathischer; Hirn und Hülle ausgebrannt	bei Bedarf
Medorrhinum D200 je länger die Prüfung, desto schlechter das Gedächtnis	monatlich

• Prüfungsangst

Die Angst, einer Aufgabe nicht gerecht zu werden, ergreift viele Schüler in der Regel schon vor und meist auch während der Prüfung auf ähnliche Weise. Auch die folgenden Trostbringer sind unter den Mitschülern großzügig zu verteilen.

Aconitum D30
plötzlich ängstliche Unruhe
1 Gabe bei Bedarf

Die erste Arznei ist sehr beliebt. Es ist nämlich so: Gelernt hat der Durchschnittsschüler meist genug. Begriffen hat er nicht immer alles. Klassenarbeiten hat er nie gemocht. Da überfiel ihn *plötzlich* eine unheimliche *Unruhe. Angst* stieg aus dem Magen über sein Herz in sein Hirn. Sein Kopf glühte hochrot, sein leeres Hirn fiel in die Hose, sein Herz pochte wie ein Trommelsolo. Er fühlte sich, *als schlüge seine letzte Stunde,* und wollte gern die Fenster aufreißen, um nicht zu ersticken. Doch sein geliebtes Aconitum half ihm, stets mit einer anständigen Note davonzukommen.

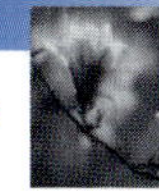

Strophanthus D4
Herzklopfen
1 Gabe alle 10 Minuten

Der homöopathische Schüler geht in der Regel recht gelassen zur Prüfung. Manchmal sind die gestellten Themen aber so „verquer“, dass sich sein Hirn einfach ausklinkt. Alles *wie leer* da oben! Sein Herz schlägt ihm bis zum Hals. Zumindest so schnell, dass er darauf achtet, anstatt sich zu konzentrieren. Gelegentlich arbeitet noch ein Stück Resthirn, das ihm Strophantus zuflüstert. – Habe diese Arznei in herzerregenden Situationen selbst ausprobiert und bin zum Ärger meiner Gegenspieler mit jeder Gabe gelassener geworden.

Gelsemium D30
zittrige Angst
1 Gabe bei Bedarf

Für manche Schüler und Schülerinnen sind Freizeit und Schule zwei verschiedene Welten. Prüfungen sind für sie ein echter Horror. Sie versuchen ja ihr Bestes, diese eher *rundlichen* Zeitgenossen. Ehrlich! Aber kaum legt sich die berühmte Flüsterstille über die Klasse, da sieht man, wie die Angst ihr Gesicht *dunkelrot* verfärbt. Am ganzen Körper *zittern* sie, und *heißer Schweiß* rinnt von ihrer Stirn, aus ihren Händen. Arme Wesen. Was müssten sie leiden ohne Gelsemium am Abend zuvor und am Morgen *vor* solch hirntrübenden Ereignissen.

Argentum nitricum D30
stolpernde Angst
1 Gabe bei Bedarf

Hier haben wir sie: die blassen, *schlanken,* nervös-zittrigen *Stolperwesen*. Schon tagelang vorher plagt sie der bloße Gedanke an eine kommende Prüfung. Das muss furchtbar sein. Erwarten vielleicht ihre Eltern zu viel? Vor lauter Aufregung können sie wochenlang zuvor nicht mehr gut schlafen. Ihr Magen drückt, krampft und verweigert das Essen. Mit weichen Knien, drückender Blase und zittrigem Herzen schreiten sie endlich zur Prüfung. Wir sehen sie dann über ihrem leeren Blatt sitzen – bleich, zappelig, nach Eingebung ringend. Ihr Herz ist ihnen in die Hose gefallen. Zwischen drohender Hirnleere und nahender Erleuchtung stolpern sie zum Örtchen. Dort lassen sie genauso wenig ab wie ihr Gehirn vor unbeschriebenem Papier. So lange, bis sie alles herauswürgen, aus dem Magen, aus der Hose. Oder bis sie mit Argentum nitricum ihre Nerven beruhigen. Dann bringt ihr Gehirn eben noch was aufs leere Blatt. Aber meistens gehen der Durchfall und die Arbeit gemeinsam in die Hose. Schlechte Aussichten ohne Arznei!

Arsenicum album D30

Todesangst

1 Gabe bei Bedarf

Den sehr schlanken, sehr *unruhig-ängstlichen,* sehr *genauen* Schülern und Schülerinnen wird *Argentum nitricum* nicht mehr helfen. Alles hängt von ihrem feinen Gemüt ab. Nervös sind sie aber immer. Schon Wochen vor der Prüfung verbringen sie attackenweise auf der Toilette, regelrecht hängend. *Todelend,* leichenblass entleeren sie fortwährend Durchfall und Restnahrung, fortwährend grübelnd, was sie noch vergessen haben könnten *zu ordnen,* zu lernen. Wir sehen ihrer Nasenspitze an, ob sie es schaffen werden oder nicht. Ist sie schmal und erbleicht, dann sind ihre Augen fahl und müde. Und sicher auch ihr Gehirn. Sie sitzen über ihrem leeren Blatt. Alles vergeht in ihnen: die Gedanken, das Herz, der Magen, der Darm, die Sinne und ihr letzter Mut. Jetzt erst greifen sie zum rettenden Arsenicum album. Je früher die Arznei eingenommen wird, desto eher können sie sich selbst retten, denn an der notwendigen Intelligenz fehlt es ihnen keinesfalls.

Silicea D12

nur vor Prüfungen

1 Gabe 2 x täglich

Auch hierunter noch das Bild eines besonderen Menschen mit *besonderer* akademischer Leistung – im Gegensatz zum Medorrhinum-Schlamper. Eher dem vorigen Arsenicum-album-Pedanten ähnlich. Wie jener macht er sich trotz seines Fleißes gleichermaßen Gedanken um alles. Nur weniger krisenhaft, weniger angeberisch, weniger mit Wissen prahlend. Und letztlich hat er einen grandiosen Pluspunkt: Wenn er zur Prüfung schreitet, wie ehedem bei Klassenarbeiten, ist er nach kurzer Zeit die Ruhe selbst. Eine Erfahrung, die ihn allerdings nicht davor schützt, vor jeder neuerlichen Prüfung, vor jedem erregenden Ereignis, vor jeder herzbewegenden Situation dem gleichen Leid ausgeliefert zu sein. Mit Silicea und der Routine der späteren Jahre wird jedoch die Erfahrung siegen.

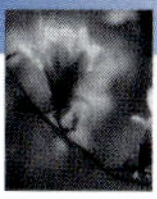

Prüfungsangst

Zusammenfassung

Aconitum D30 plötzlich versagt das Gehirn; Unruhe, Angst	bei Bedarf
Strophantus D4 Kopf wie leer; Herzklopfen	alle 10 Minuten
Gelsemium D30 kräftig rot, zittrig, schwitzig	bei Bedarf
Argentum nitricum D30 blass, hampelig, erbricht, Durchfall; macht Flüchtigkeitsfehler	bei Bedarf
Arsenicum album D30 leichenblasse Erschöpfung, Todesangst, Durchfall aus Unsicherheit	bei Bedarf
Silicea D12 nur vor Prüfungen wegen Minderwertigkeitsempfindung; guter, stiller Schüler	2 x täglich

Frühjahrsmüdigkeit

Gelsemium D30
durch Schwüle
1 Gabe bei Bedarf

Ein allgemein von Mattigkeit Geplagter ist dieser wetterfühlige Mensch, der besonders beim schwülen Wettereinbruch, vor Gewitter und bei Föhnlage von Müdigkeit, Gereiztheit und *Zittern* übermannt wird. Meist ist sein Leid von *krampfendem Nackenweh* begleitet mit einem Gefühl, als ob sein Kopf von einem Eisenring zusammengezogen sei. Gelsemium löst zusammen mit der Besserung der Beschwerden eine *Flut farblosen Urins* aus.

Nux moschata D30
durch Stress
1 Gabe bei Bedarf

Mit dieser Arznei verrate ich Ihnen einen *bewährten Wachhalter.* Nehmen wir einfach an, dass Sie in gestresstem Zustand noch einen Verhandlungstermin wahrnehmen oder sich einer Heimfahrt über die Autobahn unterwerfen müssen. Wenn dann die Augen so langsam zufallen, der Stoffwechsel seine Funktion einstellt, sodass der Bauch sich zur *Trommel bläht* und sich verklemmte Winde nicht mehr nach außen bewegen, dann könnte Nux moschata die Lösung sein.

Carbo vegetabilis D30
durch überlastete Verdauung
1 Gabe bei Bedarf

Zu viel Arbeit, zu viel Stress, zu viel fettes Futter aus Frust! Wie soll das unser Stoffwechsel noch verarbeiten? Auch dieser ist nur *„menschlich"* und macht halt nicht mehr mit, besonders nach dem langen Winter ohne Frischnahrung. Alles stockt: das Atmen, der Kreislauf, die Verdauung. In der Folge unterstreichen Blähungen und *Völlegefühl* die Oberbauchlastigkeit. Der Nacken krampft, das Hirn dröhnt, die Seele ist am Ende ihrer Gefühlsfähigkeit. Gönnen Sie sich ruhevollen Schlaf und vorher Carbo vegetabilis, damit das Lebensfeuer und das Feuer des Stoffwechsels wieder in Schwung kommen.

Cocculus D12
durch Hirnleere
1 Gabe 1 x täglich

Dieser sonst unruhige Mensch fühlt im Frühjahr, wie sich die Müdigkeit in seinem Kopf wie eine *gähnende Leere* einschleicht. Wie verkatert, dusselig und *schusselig* sitzt er über seinen täglichen Pflichtaufgaben, beißt auf seinem Kugelschreiber herum, schaut, nach Eingebung suchend, in der Luft umher. Hoffentlich ist er zum Öffnen des Cocculus-Fläschchens nicht allzu müde!

Zusammenfassung

Frühjahrsmüdigkeit

Gelsemium D30 müde, matt, zittrig, frostig; Nackenkopfweh	bei Bedarf
Nux moschata D30 bewährter Wachhalter bei Blähbauch mit Gähnen	bei Bedarf
Carbo vegetabilis D30 stockende Verdauung, Nackendruck, Oberbauch gestaut; ausgebrannt	bei Bedarf
Cocculus D12 Kopf gähnend leer; schusselig	1 x täglich

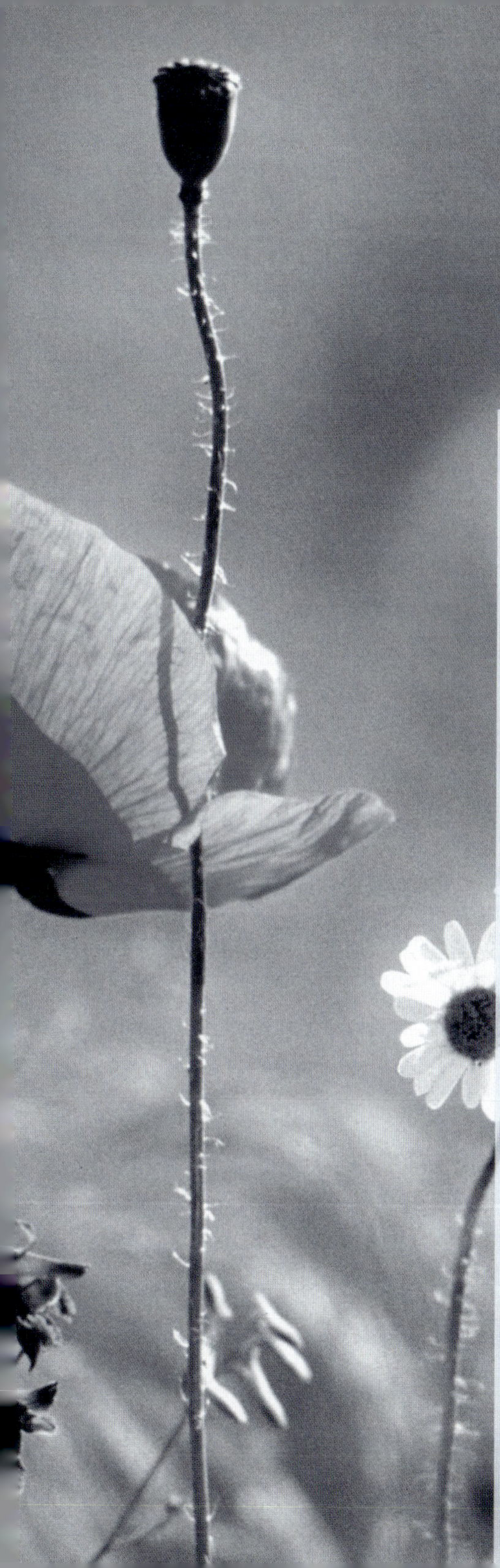

Sommer

Wenn schon nicht in unserem Leben, so wollen wir wenigstens in dieser Broschüre einigermaßen Ordnung schaffen. Folglich ordnen wir dem Sommer Sonne, Wärme und Freude zu. So war es von der Schöpfung gedacht. Nun schauen wir, was uns von der Ordnung der Schöpfung abbrachte, und erleben die Begegnung mit der Not jener Menschen, die unter den Auswüchsen einer verlorenen klimatischen Ausgeglichenheit leiden oder infolge einer mangelnden Gelassenheit von Bewegungszwängen in der Ausfüllung ihrer Freizeit getrieben werden. Es dürfte sich vorwiegend – je nach bereits erlittenem Erkrankungsprozess – um kräftige, rote, gestaute Menschen handeln oder um jene bewegungsfreudigen bis überaktiven Zeitgenossen, für welche die Spaß-Industrie um ständig neue Erfindungen nicht verlegen ist. Da uns nun die Schöpfung nicht nur den Sommer, sondern auch die Homöopathie geschenkt hat, findet sich für jegliche Entgleisung, für jede Verrücktheit und für jedes daraus entspringende Leid eine helfende Arzneigabe.

Wetterbedingte Beschwerden

Hitze

Ich erinnere mich meiner Schulzeit, da gab es noch richtige Hitzewellen. Das war prima, denn wir hatten „hitzefrei“. Heutzutage versteckt sich die Hitze, bis auf wenige Exzesse, hinter einem grauen Himmel. Benutzen Sie demnach dieses Kapitel unter anderem eher für → *Reisen in wärmeres Klima* oder für → *Tropenreisen* während des *Winters*.

- **Feuchte Hitze, Schwüle**

Gelsemium D30
Kopfgrippe, Lahmheit
1 Gabe bei Bedarf

Schwüle Tage brechen im Sommer plötzlich herein, mehr als zu anderer Jahreszeit. *Teilnahmslos* ermattet liegen Sie *fröstelnd* (!), bibbernd und *durstlos* mit *Kopfgrippe* zu Bett. Schmerz und *Schwindel* sitzen im Hinterkopf, *Frostschauder* schleichen den Rücken rauf und runter. Alles ist wie lahm, „wie zu“, wie geschwollen: Schleimhäute, Kopf, Glieder und Lebensgeister. Gelsemium genügt, um die Sekrete und Geister in erlösende Bewegung zu versetzen.

Carbo vegetabilis D30
Unterkühlungsgrippe
1 Gabe bei Bedarf

Wenn heiße, *schwüle* Tage von *kühlen* Abenden gefolgt werden *(→ Sommer/Temperaturabfall)*, könnten Sie Opfer einer Unterkühlungsgrippe werden. Denn das mag Ihr Stoffwechsel nicht; er erlischt, stockt, der Oberbauch bläht sich auf, drückt aufs Herz bis zur Atemnot. Sie fühlen sich aufgezehrt, erschöpft und verlangen nach viel frischer Luft, die man Ihnen – mit einer Carbo-vegetabilis-Zwischengabe – wie einem verglimmenden Kaminfeuer zufächeln muss.

Crotalus D30
Beinschwellung, Herzdruck
1 Gabe bei Bedarf

Eine sehr bewährte Arznei ist Crotalus für ungewöhnlich *geschwollene Beine*, für *spürbares Herzpochen* und für *Herzdruck*, ob allein oder in Verbindung miteinander auftretend. Dabei begleitet Sie eine *hitzige Aufgeregtheit* oder ein *kollapsartiger Frost*. Letzteres zeugt nicht für ein gutes Omen! Genauso wenig wie die zugehörige höchste *Empfindlichkeit gegen Berührung*. Lagern Sie sich in ein ruhiges Eckchen mit kühler Luft und warten Sie auf den erlösenden Schweiß.

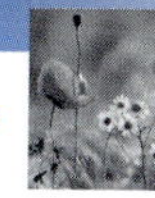

Zusammenfassung

feuchte Hitze, Schwüle

Gelsemium D30 Kopfgrippe; müde, matt, zittrig, teilnahmslos, durstlos; Frostschauder im Rücken	bei Bedarf
Carbo vegetabilis D30 Unterkühlungsgrippe; Stoffwechsel stockt, Bauch bläht; will Luft zugefächelt haben	bei Bedarf
Crotalus D30 Beinschwellung, Herzdruck, Herzpochen; hitzig, aufgeregt oder frostig; berührungsempfindlich; Ruhe, Kühle, Schweiß erleichtert	bei Bedarf

• Trockene Hitze

Wer in solchen Zeiten wie eine Primel *eingeht,* weil die gleißende Hitze seine Säfte aussog, der sucht sich *festen Halt.* Von Natur aus *gichtig,* drücken, ziehen und *stechen* seine Gelenke bei *geringster Bewegung,* oder die Bronchien *pieksen* beim Husten, oder die Galle *zwickt* aus lauter Ärger über das Wetter. Oder alles auf einmal. Geben Sie ihm Bryonia, sonst verscheucht er *zähnefletschend* seine von ihm geliebte Umwelt.

Bryonia D30
Galle, Gicht, Rheuma, Bronchitis
1 Gabe 1 x täglich

Sind Sie ein eher feinfühliger Mensch, dem durch die Hitze das *stützende Salz* abhanden kommt, wird folgerichtig Ihr *Gewebe* im Gesicht, an den Händen und Beinen *anschwellen.* Obwohl Sie eigentlich *leicht frieren* und selten schwitzen. Mit Natrium muriaticum nehmen Sie zusätzlich ein paar Gramm reines Kochsalz auf. Beides in täglichen Gaben.

Natrium muriaticum D30
Wasserstau
1 Gabe 1 x täglich

Ein kräftiger, in Blut und Herz *gestauter* Mensch neigt dazu, alles und jeden zu kontrollieren, zu beherrschen. Jedoch: Zunehmende Hitze und *abnehmender Überwachungsmechanismus,* berührungsempfindlicher Gewebsstau und *erleichternder* Schweiß reichen sich die Hände. Eine kühle Dusche und Lachesis werden seine Einengungsangst verringern, um wärmende Gefühle und Wasserstau zu erneutem Fließen anzuregen.

Lachesis D30
Stauungen überall
1 Gabe 1 x täglich

Natrium carbonicum D12
Kopfschmerzen
1 Gabe 2 x täglich

Wenn Sie wie obiger Natrium-muriaticum-Mensch zu Kopfweh neigen, das sich bis zum Gefühl des Platzens steigern kann, sollten Sie lieber zu Natrium carbonicum greifen. Besonders bei gleichzeitig *angstbetonter, niedergeschlagener Abgespanntheit.*

Zusammenfassung

Trockene Hitze

Bryonia D30 Galle, Gicht, Rheuma, Bronchitis; Stiche bei geringster Bewegung	1 x täglich
Natrium muriaticum D30 Wasserstau, Kopfweh; friert leicht, schwitzt selten	1 x täglich
Lachesis D30 Wasserstau, Herzdruck; berührungsempfindlich, schwitzt viel	1 x täglich
Natrium carbonicum D12 Kopfweh; abgespannt, ängstlich, melancholisch	2 x täglich

- **Beine geschwollen**

Natrium muriaticum D30
mit Herzklopfen
1 Gabe 1 x täglich

Obwohl im Grunde *kälteempfindlich*, ist Ihnen die Hitze abhold. Sie verdampft das Salz Ihrer Lebenssäfte, sodass Gesicht, Hände und Beine massiv anschwellen. Eventuell *pocht* obendrein Ihr Herz *beim Niederlegen* zur Ruhe wie ein aufgebrachter Schmetterling, was Sie veranlassen sollte, zu Natrium muriaticum zu greifen.

Pulsatilla D30
schwer wie Blei
1 Gabe 1 x täglich

Wenn Sie ein rundlicher, liebenswerter Mensch sind, der gern kocht, bäckt und seine Lieben versorgt, kennen Sie das Gefühl: Am Abend sind Ihre Beine *schwer wie Blei.* Meist von sichtbaren *Venen* unliebsam gezeichnet. Verständlich, dass die Hitze das Ihre dazu beiträgt mit Beinstauungen *bis* hoch *ins Becken*. Sorgen Sie für frische Luft, für Pulsatilla in Ihrer Nähe und trinken Sie etwas Warmes dazu.

Crotalus D30
mit Herzdruck
1 Gabe 1 x täglich

Für ungewöhnlich *geschwollene Beine* mit *Herzpochen* und *Druck* in der Brust ist Crotalus unsere bewährteste Arznei. Niemand darf Sie berühren in Ihrer *heißen Erregtheit* oder in Ihrer *frostigen Ohnmachtsnähe*. Versuchen Sie unvoreingenommen diese arzneiliche Labsal.

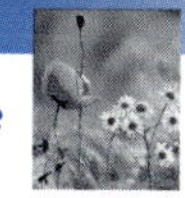

Beine geschwollen

Natrium muriaticum D30 kälteempfindlich; bei Hitze Ödeme der Beine, Herzklopfen beim Niederlegen	1 x täglich
Pulsatilla D30 Beine schwer wie Blei, Venen sichtbar geschwollen	1 x täglich
Crotalus D30 Sehr bewährt! Mit Herzdruck und Herzklopfen; hitzig aufgeregt oder ohnmachtsnah frostig	1 x täglich

Zusammenfassung

• Herzenge

Lachesis D30
rot, hitzig
1 Gabe bei Bedarf

Angina pectoris, die nicht nur bei heißem Wetter *aus dem Schlaf heraus* erschreckt mit dramatischer Angst, mit *Blutwallungen* zur Brust, zum Gesicht, mit *Zusammenschnüren* am Herzen und am Halse wie zum *Ersticken,* überfällt den eher roten, kräftigen, hektischen Menschen, besonders in den Wechseljahren. Die Bluse oder das Hemd ist immer *geöffnet,* denn der Hals wie das Herz, die Taille und ihre Lebenslage vertragen keine Berührung. *Misstrauen, Missgunst* und gekränkte *Eifersucht* sind die eigentlichen Auslöser ihrer Beengung. Mit einem sprudelnden *Redeschwall* verschaffen sich diese Menschen Luft zum Durchatmen. Nur die Herzumklammerung verurteilt sie zu zwangsweiser Ruhe, in der sie trotz fröstelnder Ohnmachtsneigung keine Wärme vertragen. Lachesis befreit sie vom Zwang dieser Ruhepause.

Vipera D30
blass, kalt
1 Gabe bei Bedarf

Die gleichen Beschwerden, die gleichen Erscheinungen, die gleichen Empfindungen überfallen den blassen, kalten Menschen. Doch sein Gesicht bleibt erschreckend *blass* im Leid. In seinen Beinen empfindet er das Gefühl, als wollten sie *zerplatzen,* wenn er sie, durch seine Hektik aus dem Bett getrieben, am Bettrand *herunterhängen* lässt. Ihm hilft eher Vipera. Es wirkt so rasch wie Schlangen beißen.

- **Kreislaufbeschwerden**

Lachesis D30
erst rot, dann blass
1 Gabe bei Bedarf

Sie merken, dass alles, was mit Blut, Herz, Hitze und Gefäßen zu tun hat, sich gut in das Bild von Lachesis einfügt. Also, greifen Sie zu, solange Sie *kräftig, rot* und *schwitzig* sind. Später nämlich werden Sie *blass* und *kalt*. Und das ist das erste Anzeichen des Vergehens.

Glonoinum D30
hochrot, Wallungen
1 Gabe bei Bedarf

Der Schwindel bei roten Menschen ist durch Blutwallungen zur Brust, zum Herzen, zum Gehirn verursacht. Jeder fügt jedoch seine eigenen Empfindungen dazu, was sowohl den Menschen als auch die Wahl der Arznei individualisiert. Diesem droht der *hochrote* Kopf zu *sprengen*. Glonoinum wirkt so rasch, wie das Unwohlsein auftauchte.

Zusammenfassung

Herzenge, Kreislaufbeschwerden

Lachesis D30 Herzenge, Kreislaufbeschwerden; erst rot, schwitzig, dann blass, kalt	bei Bedarf
Vipera D30 Herzenge; blasser Mensch, bleibt auch in der Not blass; Beine wie zum Platzen beim Herunterhängenlassen	bei Bedarf
Glonoinum D30 Kreislauf versagt; Blutwallungen zum Hirn, Schwindel, hochroter Kopf, Kopf wie zum Zerspringen	bei Bedarf

- **Schlaf gestört**

Belladonna D30
dampfender Schweiß
1 Gabe bei Bedarf

Es gibt nichts Schöneres als Widersprüche in sich. Sie machen das wahre Leben aus! Im Grunde *liebt* dieser Mensch trotz seiner meist leiblichen Fülle, trotz seiner wärmeproduktiven Leiblichkeit die *Wärme*, das Behagliche, das Gemütliche. Zu viel Hitze jedoch ist zu viel! Er schwitzt und schweißt sich im Schlaf dahin, bis Belladonna ihn erlöst.

Sulfur D30
heißer Kopf, brennende Füße
1 Gabe bei Bedarf

Hitziger Schweiß ist nicht das alleinige Kriterium. Diesem Menschen *brennt* es auf dem Kopf und an den Füßen, sodass er nicht abgeneigt wäre, sie ins kalte Wasser zu stecken, was ihm aber wiederum

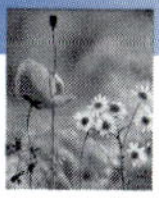

nicht gut tut. Gegen *3 Uhr* morgens ist er total dahin, duselt ebenso weiter bis 5 Uhr, dann hat er die Nase voll, erhebt sich, reißt alle Fenster auf und braut sich einen deftigen Kaffee, den er mit Sulfur hinunterspült.

- **Schweiß vermehrt**

Eigentlich *liebt* er die *Wärme*, auch wenn er uns *hochrot* erscheint. Nur in der Hitze *dampft* tags und nachts sein Gesicht *wie angespritzt*, das uns geradewegs wie ein Gemälde in Rot entgegenschaut. Wagen Sie eine Gabe Belladonna, wenn Ihnen danach ist, und Sie werden den Schweiß schwinden fühlen.

Belladonna D30
mag Wärme
1 Gabe bei Bedarf

Die feuchte Hitze macht ihm besonders zu schaffen. Er zieht die *Kühle* vor und eben noch *trockenes, warmes Wetter*. Bei Hitze fließt er über, was ihn so sehr austrocknet, dass er mit *Bier* den Mangel ausgleicht. Danach pinkelt er zwar wie ein Primaner, aber mit Sulfur regelt er sein Säftegleichgewicht. Wohl bekomm's!

Sulfur D30
mag Kälte
1 Gabe bei Bedarf

Zusammenfassung

Schlaf gestört, Schweiß vermehrt

Belladonna D30 liebt Wärme über alles, aber keine Hitze; Gesicht wie angespritzt, Körper dampft	bei Bedarf
Sulfur D30 liebt Kühle, warmes, trockenes Wetter und Bier; Kopfdecke und Fußsohlen brennen	bei Bedarf

Sonne

(→ *Sommer/Hitze, Frühling/Sonne)*

- **Kopfschmerzen**

Dieses Leid ist so vielgestaltig, wie wir Arzneien zuordnen können. Die Sonnenauslösung beschränkt die Diagnose zwar erheblich, lässt aber genügend Rätsel offen. Die bewährtesten Anwendungen darf ich mit Ihnen teilen.

Belladonna D30

kirschrot, Stirn, Nacken; schwitzt

1 Gabe bei Bedarf

Durch Blutfülle erscheint uns der Kopf dieses Sonnengeschädigten wie eine glänzende *Tomate,* dessen Gesicht von Schweiß überfließt, als sei es eben mit Wasser angespritzt worden. Hinter seiner Stirn *pulsiert* ein Schmerz, der von dort zum Nacken zieht. Ein heißer Tee mit Belladonna an einem schattigen Plätzchen wird rasch lindern und diese miserable Störung aus dem Repertoire seiner Anfälligkeiten löschen.

Sanguinaria D6

kräftig rot; rechtsseitig; trocken

1 Gabe alle 10 Minuten

Der *rechtsseitige,* sonneninduzierte Kopfschmerz *pulsiert* an der Schläfe, zieht über den rechten Scheitel in den Nacken. Das Gesicht ist *hochrot,* die Ohren sausen durch den Blutandrang zum Kopf. Die Stirn berstet *zum Platzen,* und eine Faust treibt das Auge aus seiner Höhle. Manchmal schießt das Blut aus der Nase, was Linderung verschafft. Der Schmerz *steigt und fällt mit der Sonne* allmählich an und allmählich ab. Sanguinaria nehmen Sie bei starken, hämmernden Schmerzen, wenn Ihnen obendrein noch *übel* ist bis *zum Erbrechen* und wenn Ruhe, Liegen und Verdunkelung wohltuend wirken.

Lachesis D30

tiefrot, linksseitig; benommen

1 Gabe bei Bedarf

Im Grunde schon immer von hitzigem Geist und Gemüt, sollten Sie wohlweislich die Sonne meiden. Bei Missachtung dieses Ratschlags könnte ein *klopfender* Schmerz Ihr Gehirn überfallen, könnte Ihr Gesicht sich *tiefrot* verfärben und könnte Ihr Gemüt sich in torkelnd *benommenem* Zustand eben noch Lachesis gönnen.

Glonoinum D30

blaurot, verwirrt, hämmernd

1 Gabe bei Bedarf

Sollten Sie zu Bluthochdruck neigen und ein Sonnengang unvermeidlich sein, liegt es nahe, für Ihr rasch sich entwickelndes, *hämmerndes* Kopfweh Glonoinum anzuwenden, damit Ihr Gesicht sich nicht *blaurot* verfärbt und Ihr Geist die Klauen einer örtlichen *Verwirrung* vermeidet.

Natrium muriaticum D30

blass, apathisch

1 Gabe bei Bedarf

Meine bisherigen Empfehlungen sind für rote Menschen gedacht. Widmen wir uns jetzt zwei blass Aussehenden. Neben einer empfindlichen Haut *(→ Sommer/Sonne/Sonnenallergie, Sommer/Ekzem schlimmer)* traktiert den Ersteren ein dumpf *ziehendes* Weh unter der Schädeldecke, das sich krampfend in den Nacken erstreckt. Seine *Teilnahme* an der Umwelt *verliert sich,* während er sich nach *stillem*

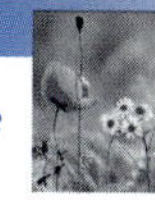

Dunkel, nach Natrium muriaticum und nach einem *kühlen* Stirnlappen sehnt.

Natrium carbonicum D12
blass, ängstlich
1 Gabe 2 x täglich

Eher von chronischen Kopfschmerzen geplagt, die gegebenenfalls von einem schweren *Unfall* mit Gehirnerschütterung herrühren, wird unser zweiter blasser Mensch von ähnlichem Weh wie bei Ersterem mit dem gleichen Verlangen nach Linderung heimgesucht. Ihn zeichnet jedoch ein unruhiges, *ängstliches* und *melancholisch* verstimmtes Gemüt aus, dem wir eher einige Monate lang Natrium carbonicum heilend zuordnen.

Zusammenfassung

Kopfschmerzen

Belladonna D30 kirschrot, schwitzt wie angespritzt; pulsiert in der Stirn, im Nacken	bei Bedarf
Sanguinaria D6 kräftig rot, trocken; rechtsseitig, im Sonnenverlauf; Stirn platzt; übel, erbricht	alle 10 Minuten
Lachesis D30 tiefrot, benommen, berührungsempfindlich; linksseitig; pocht mit Pulsschlag; Herzklopfen, Schwindel	bei Bedarf
Glonoinum D30 blaurot, verwirrt; hämmert überall; Bluthochdruck, Herzpochen	bei Bedarf
Natrium muriaticum D30 blass, teilnahmslos; zieht dumpf im Gehirn, krampft im Nacken; Ruhe, Dunkelheit, kühler Stirnlappen lindert, Trost verschlimmert	bei Bedarf
Natrium carbonicum D12 blass, ängstlich, niedergeschlagen; eventuell seit einem Unfall	2 x täglich

- **Rheuma**

(→ *Herbst/Nebel/Rheuma*)

Die Ursachen dieses tiefen, langen Leidens sind wenig bekannt. Wir vermuten allergische, entzündliche Prozesse, die durch *Herdstreuung*,

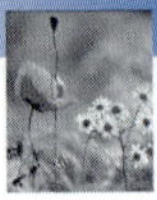

durch bestimmte Wettereinflüsse wie *Sommer* und *Hitze, Herbst* und *Nässe, Föhn* und *Vorgewitter* aktiviert werden können, was unsere kosmische Abhängigkeit immer wieder unter Beweis stellt. Es handelt sich vorwiegend um Menschen, deren Beweglichkeit und Flexibilität, Wendigkeit und Elastizität, deren Standpunkt und Toleranz chronisch verbittern und verknöchern. – Die folgenden fünf Arzneien für ausgesprochenes *Sommerrheuma* mögen Sie sich gleichermaßen für Husten, Schnupfen, Heiserkeit, Bronchitis und Asthma merken, wenn draußen die Sonne scheint und diese von *kühlem* oder *warmem, feuchtem* oder *trockenem* und eventuell *windigem* Wetter begleitet wird.

Hepar sulfuris D30
kühle Winde
1 Gabe 1 x täglich

Er sagt Ihnen den Wetterumschlag zum *Tief* voraus, leidet unter *Föhn*, unter *Zugluft*, sodass man ihn stets *kopf*- und *halsbedeckt* antrifft, sei es auf der Straße oder im Bett. Entscheidend jedoch ist seine Furcht vor *trocken-schönem, kühlem, windigem* Wetter. Am wohlsten fühlt er sich bei *beginnendem Regen*, in *warmen, feuchten* Gegenden und mit Hepar sulfuris.

Nux vomica D12
kühle Luft
1 Gabe 2 x täglich

Dieser eher männliche Charakter – und „eher“ schließt Frauen nicht aus – ist der blasse, kalte, trockene, ärgerliche, reizbare Familienschreck, der durch *chronisches Nörgeln* seine eigenen Fehler rechtfertigt. Er ist der *subalterne Manager*, der von seinem Etagensessel aus mit den Bürodamen *unflätig* über den schlechten Kaffee *streitet*. Er ist der *Nachtschwärmer*, der die gesellschaftlich anerkannten, zeitgenössischen Konsumgüter *genusssüchtig* und wahllos *durcheinander* in sich verschlingt. Nach Mitternacht *protzt* er mit Sexgeschichten, um seine schleichende *Impotenz* zu vertuschen. Wen verwundert es, dass er des Morgens mit *Kater*-Rheuma wie verprügelt erwacht, mit reißenden, lahmen, krampfenden Gliedern und mit verkrampfter Unsicherheit. Wir reichen ihm ein *frisches, kühles* Tuch mit frischer, kühler Luft und Nux vomica, bevor ihn die *Lebensangst* und die *Todesfurcht* aufzehren.

Causticum D12
klare, kalte Luft
1 Gabe 2 x täglich

Bei diesem schwachen, *fahlen, mitleidvollen* Menschen entwickelt sich der Rheumatismus auf *schleichende* Weise. Er ankert in *beiden* Knien, verkürzt die Sehnen, sodass er über gespannte *Verkürzungsgefühle* in

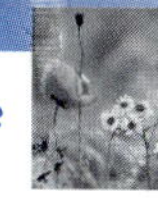

der Kniekehle klagt, sich *streckt* und *dehnt*. Noch einmal bäumt er sich damit gegen die Verkümmerung auf, bevor wir ihm gemächliche Bewegung, *feuchte Wärme,* am besten ein *Dampfbad* oder Ähnliches und Causticum verordnen.

Sarsaparilla D6
schöne, warme Tage
1 Gabe 3 x täglich

Dieser *nierengries*-behaftete Rheumatiker hasst die *feuchte Wärme* des Sommers, weil sie sein *wanderndes* Rheumareißen provoziert und seine Gelenke lähmend versteift. Trotz roter, hitziger Kräfte erscheint er uns abgemagert. Wenn Ihnen Damen und Herren berichten, dass sie nur *im Stehen urinieren* können, weil der harnsaure Nierengries zum *Ende des Harnens* starke Schmerzen verursacht, dann zögern Sie nicht, zusammen mit *trockener Wärme* Sarsaparilla zu verabreichen.

Bryonia D4
heiße Tage
1 Gabe 3 x täglich

Ärger und Aufregung schlagen diesem heftigen, feuchten, gedunsenen, *unberechenbar zornigen* Menschen auf die Leber und produzieren dort die Vorbedingungen für sein *akutes Rheuma* oder für sein *rheumatisches Fieber*. Seine Gelenke sind *blassrot, heiß geschwollen*, antwor-

Zusammenfassung

Sommerrheuma

Hepar sulfuris D30 an kühlen, windigen Tagen, bei Wetterwechsel zum Tief, bei Föhn, Zugluft, vor Gewitter; besser bei Regen, durch Wärme in jeder Form	1 x täglich
Nux vomica D12 an kühlen Tagen; Schmerzen wie verkatert; besser durch Kühle	2 x täglich
Causticum D12 an kalten Tagen; Verkürzungsgefühl in den Kniekehlen; Dampfbad bessert	2 x täglich
Sarsaparilla D6 an schönen, warmen Tagen; wanderndes Rheumareißen; Nierengries	3 x täglich
Bryonia D4 an heißen Tagen; heiße Gelenke, stechende Schmerzen bei geringster Bewegung; besser durch Gegendruck und milde Wärme	3 x täglich

ten mit *stechenden* Schmerzen auf die *geringste Berührung* und *Bewegung*. Trotzdem *drückt* er seine Hand auf die Gelenke und legt sich nachts auf die schmerzenden Partien. Die *Wärme des Sommers*, die *Wärme geschlossener Räume*, die Wärme menschlicher Nähe verachtet er, weil sie sein leibliches Leid, seine seelische Hitzigkeit verschlimmern. Geben wir ihm Bryonia, bei akutem Rheuma bis zu stündlich eine Gabe, lassen ihn in Ruhe, öffnen die Fenster, damit die frische Luft sein Gemüt erfrischend *abkühlen* kann.

• Sonnenallergie

Kaum schickt die Sonne ihre ersten warmen Strahlen, beginnen einige Menschen zu leiden: juckender Frieselausschlag – ähnlich den Hitzepickeln – an den unbedeckten Stellen ihres Körpers. Sie weisen uns auf eine Vererbung der Anlage hin oder sind im Laufe des Lebens durch immundepressive Behandlungen wie Antibiotika, Kortison und Impfungen erworben. Jedenfalls muss etwas Tiefgreifendes geschehen sein, dass sie die wärmende Sonne, die das Innerste ihrer Gefühle berührt, nicht oder nicht mehr vertragen.

Natrium muriaticum D30
Friesel
1 Gabe bei Bedarf

So ergeht es diesem eher *stillen, frostigen* Menschen. Sein Gemüt beherbergt unbeirrt die Sehnsucht nach der Sonne. Aber sein Milieu, in dem er ansonsten gelassen in der Mitte ruht, ist in den Grundfesten erschüttert. *Friesel* übersähen die Teile der Haut, die er unbedeckt der Sonne preisgibt. Natrium muriaticum darf er auch schon vorbeugend nehmen.

Acidum hydrofluoricum D6
Blasen
1 Gabe 3 x täglich

Bei eher *hektischen, hitzigen* Zeitgenossen, die eventuell *zusammenlaufende,* juckende *Bläschen* bis heftig *brennende Blasen „produzieren“*, hat sich Acidum hydrofluoricum sehr bewährt. Gewöhnlich sind sie von Natur aus hitziger als die obigen und meiden aus Erfahrung die Sonne. Das Vermeiden eines Einflusses heilt nicht, unsere Arznei tut es.

Cantharis D30
Bläschen
1 Gabe bei Bedarf

Sollten Ihnen die beiden vorigen Angebote nicht helfen, so denken Sie vielleicht an eine einfache Verbrennung mit *winzigen,* kaum sichtbaren *Bläschen,* der Sie galant mit Cantharis entgegenwirken.

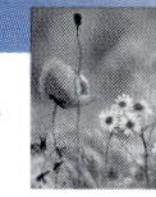

Sonnenallergie

Zusammenfassung

Natrium muriaticum D30 leicht juckender Frieselausschlag	bei Bedarf
Acidum hydrofluoricum D6 heftig juckende, brennende Bläschen und Blasen	3 x täglich
Cantharis D30 kleine, brennende Bläschen; Folge von Verbrennung	bei Bedarf

• Sonnenbrand

Es hat archaische Gründe, wenn eine gebräunte Haut mit Meeresnähe, Reichtum und Nichtstun verbunden wird. Weshalb wir uns alle sputen, zumindest den Schein privilegierten Lebens nachzuäffen. Und sei es notfalls im Sonnenstudio. Für jedes Malheur durchs Sonnenbrüten, sei es am wenig amüsanten Meeresstrand, beim Wandern oder Skifahren im Gebirge oder durch künstlichen Ersatz, bergen unsere Arzneien rasch wirkende, besänftigende Schätze. Wohl bekomm's!

Unsere erste Arznei ist die gängigste Hilfe: Krebsrote Haut oder gerötet wie eine *Tomate*, wobei jegliche *Berührung* der Haut in höchstem Maße *schmerzt*, während Sie selbst leicht *frösteln*, nach *Ruhe* und *Wärme* verlangen, pflegen Sie mit Belladonna.

Belladonna D30
Frost, Berührungsschmerz
1 Gabe bei Bedarf

Verschwistert sich die Hautrötung mit heftigem *Brennen*, Sie möchten aber trotzdem *zugedeckt* sein, wird Arsenicum album zur Wahl stehen. Erstaunlicherweise äußern Sie *keinen* Durst; wenn doch, dann trinken Sie nur *kleine* Schlucke und sind total *erschöpft*. Eine Erschöpfung, die dem Krankheitsgrad widerspricht. Das sind einige auffallende Merkmale!

Arsenicum album D30
Brennen, friert, kein Durst
1 Gabe bei Bedarf

Ein ähnlicher Schmerz, allerdings *wie zerschlagen* in *Gelenken* und im *Rücken*, verbunden mit juckender, brennender Haut und mit auffallend *heftigem* Durst auf *große* Schlucke kalten Wassers, verlangt nach Rhus tox.

Rhus tox D30
wie zerschlagen, großer Durst
1 Gabe bei Bedarf

Arnica D30
wie geprügelt, Angst vor Berührung
1 Gabe bei Bedarf

Nicht vergessen! Auch Sonnenbrand ist letztlich eine Verletzung der Haut, für die Arnica gute Dienste leisten wird, wenn Ihr *ganzer Körper* sich *wie geprügelt* anfühlt und Sie große Angst davor haben, berührt zu werden.

Zusammenfassung

Sonnenbrand

Belladonna D30 höchst berührungsempfindlich, fröstelt; besser Ruhe, Wärme	bei Bedarf
Arsenicum album D30 Brennen, verlangt aber nach Wärme, fröstelt, erschöpft, kein Durst	bei Bedarf
Rhus tox D30 Gelenke, Rücken wie zerschlagen; großer Durst; besser Wärme	bei Bedarf
Arnica D30 Jucken, Brennen; ganzer Körper wie geprügelt; Angst vor Berührung, Kühle lindert	bei Bedarf

• Sonnenstich

Zwei Möglichkeiten bleiben offen: Entweder Sie sind völlig unvernünftig bezüglich Sonnenschutz oder Sie sind schlichtweg eingeschlafen. Denn Vorsicht ist geboten im Hinblick auf Intensität, Winkel, vorhandenen Wind und Hellhäutigkeit. Bei fortdauernder leichter Brise ist die Gefahr der Verbrennung sogar noch größer, weil die Anzeichen des Sonnenstichs lange unbemerkt bleiben.

Apis D30
trockenes Fieber, durstlos, Kühle bessert
1 Gabe stündlich

Oft setzt sich danach ein stundenlanges Gefühl der Benommenheit im Kopf fest, die durch eine Schwellung des Gehirns entsteht. Nehmen Sie rasch Apis und vermeiden Sie weiteres Sonnenaalen. Denn später gesellen sich unangenehmerweise *trockenes Fieber ohne* Verlangen zu *trinken*, Übelkeit, Erbrechen, *stechende* Kopfschmerzen und Phantasieren hinzu, was Sie als schweren Sonnenstich gewiss schon erlebt haben. Gegebenenfalls wiederholen Sie eine Gabe, *kühlen* Bauch und Oberschenkel mit feuchten Wickeln, beenden den Sonnenurlaub und lesen nur noch im Schatten.

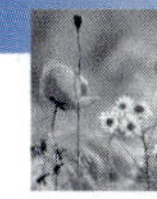

Lachesis D30
kontinuierliches Fieber, Panik, Würgegefühl
1 Gabe stündlich

Wenn Sie hohes Fieber mit *dunkelrotem* Gesicht ereilt, das später erblasst, reicht es nicht aus, nur die Sonne zu meiden. *Panische Angst* ergreift Sie, ein *Würgegefühl* am Hals, äußerste *Berührungsempfindlichkeit* am ganzen Körper und heftige Unruhe. Ohnmachtsnah fröstelnd, werden Sie wahrscheinlich ins nächste Notfall-Krankenhaus eingeliefert, was in fremden Ländern eher peinlich erscheint. Falls Ihnen jemand vorher noch Lachesis auf die Zunge legen kann, wird der Verlauf weniger peinlich, und vielleicht können Sie danach doch noch im Schatten lesen, während Ihre Haut ihr ursprüngliches Kolorit zurückgewinnt.

Glonoinum D30
Wallungen, blaurot, verwirrt
1 Gabe stündlich

Wenn Sie mit Gefäßwallungen, Bluthochdruck oder Angina pectoris zu tun haben, sollten Sie ohnedies die Sonne meiden. Denn diese und noch ein Schlückchen des guten Weines oder ein Bier dazu enden mit hochdeliranten Zuständen und einem *hochroten* Gesicht. Bevor Sie nicht mehr wissen, wo Sie sind und unbedingt *nach Hause* möchten, sollte Ihnen ein umstehender guter Geist Glonoinum verordnen. Dann erholen Sie sich so rasch, wie der Kopf zu *sprengen* drohte.

Arsenicum album D30
kaltschweißig, durstlos, ängstlich
1 Gabe stündlich

Bei drastischerem Geschehen ist der Leidende bereits *ohnmächtig.* Sein Gesicht ist *totenmaskenähnlich* bleich und mit *kaltem,* klebrigem Schweiß bedeckt. Der Mund ist ausgetrocknet und verlangt nach *kleinen Schlucken* kühlen Wassers. *Frost* und unbändige ängstliche *Unruhe* beherrschen das Bild. Geben Sie rasch Arsenicum album und wickeln ihn gut in warme Decken ein, damit er Lebenswärme verspürt und seinen sonnenfreien Urlaub lesend und Briefe schreibend beenden kann. – Briefe zu schreiben, wäre die Renaissance einer alten Lebenskunst.

Acidum hydrocyanicum D4
Kollaps, bläulich verfärbt
1 Gabe alle 5 Minuten

Kaum zu glauben, dass es noch drastischer werden könnte! Merken Sie wohl: Das gefährlichste Geschehen ist die plötzliche, anfallsartige und *schlagartig* einsetzende, *lebensbedrohliche* Ohnmacht. Herz und Kreislauf sind gelähmt. Vermutlich liegt eine Herz- oder Stoffwechselerkrankung zugrunde (zum Beispiel Diabetes). Mit einem *lauten Aufschrei* bricht der Sonnengeschädigte zusammen, zuckt und *krampft.* Träufeln Sie Acidum hydrocyanicum hinter seine Unterlippe, bis das Leben sichtbar in ihn zurückkehrt.

Zusammenfassung

Sonnenstich

Apis D30 trockenes, unruhiges Fieber ohne Durst, stechende Kopfschmerzen; Kühle bessert	stündlich
Lachesis D30 hohes Fieber (Continua), panische Angst mit Würgegefühl; Kühle bessert	stündlich
Glonoinum D30 hochrotes Gesicht; Kopfschmerz wie zum Sprengen; verwirrt, delirant	stündlich
Arsenicum album D30 Kollaps, kaltschweißig, frostig, durstlos; Wärme bessert	stündlich
Acidum hydrocyanicum D4 schlagartige, plötzliche Ohnmacht mit lautem Aufschrei; Herz-, Kreislauflähmung; zuckt, krampft, blaue Lippen	alle 5 Minuten

Temperaturabfall

(→ *Frühling/Wetterwechsel, Herbst/Wetterwechsel)*

Wir wissen sehr wohl, dass die Temperaturen rasch wechseln, und das nicht nur im Sommer, oder sich am Abend erheblich abkühlen. Es ist jedoch menschlich, das zu vergessen und die Abkühlung als überraschend zu erleben. Das heißt, wir sind nicht vorbereitet, möchten aber den Grillabend, die Gartenparty oder das bescheidene Terrassendiner nicht verlassen, während die Kühle langsam, aber eindringlich die Beine hochschleicht. Falls nicht ausgerüstet mit langen Unterhosen und Wärme spendendem Pulli, sollten Sie sich mit Arzneien bestücken!

- **Unterkühlung abends**

Aconitum D30
plötzlicher Temperaturabfall
1 Gabe bei Bedarf

Für die plötzliche abendliche Unterkühlung, die wie ein Nordwind durch linde Lüfte faucht, reservieren Sie sich Aconitum. Zu häufig überspringen wir aus gedanklicher Trägheit diese *Arznei des Beginns* einer *plötzlich* auftauchenden Störung, obwohl wir ihre beruhigende

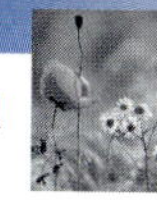

Wirkung auf die begleitende ängstliche Unruhe vielleicht schon mal genießen durften. Wenn noch nicht, dann tun Sie's jetzt ... sofort!

Carbo vegetabilis D30
Unterkühlungsgrippe
1 Gabe bei Bedarf

Wenn heiße, *schwüle* Tage von kühlen Abenden gefolgt werden, könnten Sie das Opfer einer *Unterkühlungsgrippe* werden. Denn das mag Ihr Stoffwechsel nicht; er erlischt, stockt, der Oberbauch bläht sich auf, drückt aufs Herz bis zur Atemnot. Sie fühlen sich aufgezehrt, erschöpft und verlangen nach viel frischer Luft, die man Ihnen – mit einer Carbo-vegetabilis-Zwischengabe – wie einem verglimmenden Kaminfeuer zufächeln muss.

Dulcamara D30
Unterkühlungsblase
1 Gabe bei Bedarf

Werden *feuchte*, leicht *kühle* Tage von noch kühleren Abenden gekrönt, dann sollten Sie jedenfalls meinen Ratschlag für sommerliche Zusatzbekleidung beachten *(→ Einleitung zu diesem Kapitel)*, bevor Sie sich die Blase *verkühlen* oder die Nase verstopft oder der Hals kribbelt, beides allzu gern von Bronchitis gefolgt. Besser, wenn möglich, noch vor dem Zubettgehen zu Dulcamara greifen und diesen Griff täglich wiederholen.

- **Unterkühlung tagsüber**

Antimonium crudum D30
Schwimmen
1 Gabe bei Bedarf

Dieses ist unsere am häufigsten gebrauchte Arznei für Unterkühlungen im oder nach dem Freibad an relativ *heißen* Tagen. Da stehen sie, Große und Kleine, am Beckenrand und zittern mit bläulichen Lippen. Oder begeben sich, zu leicht bekleidet, am Abend nach Hause. Dort überfällt sie dann ein *Erkältungsfieber*, ein trockener *Husten* oder ein brockiger *Durchfall*. Oder alles zusammen. Je nachdem, ob ihnen sofort oder verspätet Antimonium crudum als heilend entgegenwirkende Möglichkeit einfällt.

Kalium bichromicum D12
Klimaanlage
1 Gabe 2 x täglich

Geht es Ihnen auch so? Ich klappere in künstlichen *Unterkühlungsanlagen*! Denn der Temperaturregler ist meist zu niedrig eingestellt. So ist es oft: Wir erschaffen uns unsere eigene Not! Diese umfasst – neben anderen Beeinträchtigungen der Atemwege – vor allem die *chronische Nebenhöhlenentzündung* mit ihrem dicken, gelbgrünen, *fadenziehenden* Sekret, der Nase und Stirnhöhle *pfropfartig* verstopft. Die Nasenwurzel drückt, die Scheidewand bildet *ausgestanzte* Geschwüre, die Geruchsnerven versagen, das Hirn setzt allmählich aus. Ein schleichendes Geschehen, das sich mit Kalium bichromicum allmählich wieder ausschleicht.

Zusammenfassung

Unterkühlung im Sommer

Aconitum D30 plötzlicher Temperaturabfall; Entzündung, Erkältung; ängstliche Unruhe	bei Bedarf
Carbo vegetabilis D30 an kühlem Abend nach schwülem Tag	bei Bedarf
Dulcamara D30 an kühlem Abend nach feuchtem, kühlem Tag; Blase unterkühlt, Schnupfen mit verstopfter Nase draußen, Bronchitis	bei Bedarf
Antimonium crudum D30 durch Schwimmen; Fieber, Husten, Durchfall danach	bei Bedarf
Kalium bichromicum D12 durch Klimaanlagen; chronische Nebenhöhlenentzündung, zähes, gelbgrünes, fadenziehendes Sekret; Nasenwurzel verstopft, drückt, Geschwüre wie ausgestanzt	2 x täglich

Wind

(→ *Herbst/Sturm)*

- **Allgemein**

Aconitum D30
plötzlich
1 Gabe bei Bedarf

Nicht alle Menschen sind leidenschaftliche Cabriofahrer. Sollten Sie also unfreiwillig künstlichem Wind oder natürlichen Wettern ausgesetzt sein, dann empfiehlt es sich, Aconitum mit sich zu führen, um den vielfältigen Folgen möglichst vor dem Ausgesetztsein entgegenzuwirken. Verpassen Sie diesen Zeitpunkt nicht, denn später ist die Arznei nicht mehr wirksam.

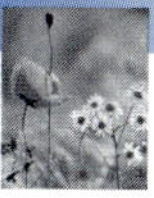

- **Feuchter Wind**

Spigelia D4
kalt
1 Gabe stündlich

Weht ein *feuchter, kühler, stürmischer* Sommerwind, dem Sie Ihre Widerstandskraft nicht entgegensetzen können, so dürften Sie wohl bald starkes *Herzklopfen* verspüren oder ein linksseitig *stechendes Nervenkopfweh* auf dem Scheitel. Ihre Nerven sind eben besonders schwach, wofür die Natur Ihnen Spigelia zur Stärkung geschenkt hat.

Badiaga D12
warm
1 Gabe 2 x täglich

Vielfältigkeit von Störungen bei gleichen auslösenden Ursachen ist eine amüsante Spielform der Natur, die uns seit Menschengedenken beschäftigt hält. So überkommt Sie bei ähnlicher Windlage wie oben – bisweilen auch bei *feuchtwarmen* Lüften – ein gewaltiges Schleimhautgeschehen der Luftwege: Augen und Nase fließen plötzlich brennend wie beim *Heuschnupfen*, und ein *Asthma* mit würgendem Husten gesellt sich gegen 15 Uhr dazu. Dabei fühlt sich auffallenderweise Ihre *Haut wie wund* an und ist höchst berührungsempfindlich. Da es Ihnen draußen besonders übel ergeht, sollten Sie häusliche Gefilde aufsuchen, wo Ihnen Badiaga zur Verfügung stehen wird.

- **Trockener Wind**

Hepar sulfuris D30
kalt
1 Gabe 2 x täglich

Sie sind der typische windgeschädigte Mensch, der *nie ohne Kopfbedeckung* und selten ohne leichten Schal das Haus verlässt. Auch im Sommer. Schon die geringste *Zugluft*, geschweige denn *kalter, trockener* Wind, Sturm oder eine Cabriofahrt verursachen ein Vielerlei: Augenentzündung, Erkältung, stechende, pochende Kopfschmerzen. Mit Hepar sulfuris und bei feuchtem Wetter geht es Ihnen entschieden besser.

Magnesium carbonicum D12
lau
1 Gabe 2-stündlich

Ein *trockener, lauer* Wind mit kühler Tendenz wird eher *messerscharfe* Nervenschmerzen auslösen und einen Kopfschmerz auf dem Scheitel, als zöge man an Ihren Haaren. Das sind Empfindungen, denen wir Magnesium carbonicum zuordnen, um Ihnen zu dienen.

Natrium carbonicum D12
warm
1 Gabe 2-stündlich

Selten, aber wesentlich bewirken *warme, trockene Süd-* und *Südwestwinde* Kopfschmerzen mit einem Gefühl, als sei Ihr Kopf zu groß. Das *erschöpft* Sie, hinterlässt Sie ungerichtet *ängstlich* und gemütsmäßig verstimmt. Falls sich ein ähnliches Empfinden gelegentlich auch nach größeren Mahlzeiten einschleicht, dürfte Natrium carbonicum Ihre Befindlichkeit ausgleichen.

Zusammenfassung

Sommerwinde

Aconitum D30 erste Arznei bei vielerlei Folgen von Wind, die plötzlich auftreten	bei Bedarf
Spigelia D4 Nervenkopfweh auf linkem Scheitel, stechend; starkes Herzklopfen bei feuchten, kühlen, stürmischen Sommerwinden	stündlich
Badiaga D12 Heuasthma bei feuchten, kühlen oder warmen Winden; schlimmer 15 Uhr, besser im Raum; ganze Haut wie wund, berührungsempfindlich!	2 x täglich
Hepar sulfuris D30 Augenentzündung, Erkältung, stechende, pochende Kopfschmerzen bei kühlen, trockenen Winden	2 x täglich
Magnesium carbonicum D12 messerscharfe Nervenschmerzen, Scheitelkopfschmerz, als zöge man an den Haaren bei trockenen, lauen Winden	2-stündlich
Natrium carbonicum D12 Kopfschmerzen mit Gefühl, als sei der Kopf zu groß, abgespannt, ängstlich verstimmt bei warmem, trockenem Süd- und Südwestwind	2-stündlich

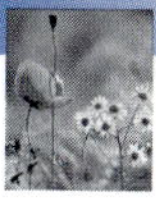

Jahreszeitlich bedingte Beschwerden

Durchfall

(→ Sommer/Temperaturabfall/Unterkühlung tagsüber, Sommer/Sommerreisen/Beschwerden auf Reisen)

Diese Art Durchfall ist weder durch Überhitzung noch durch Unterkühlung ausgelöst, sondern gesellt sich zu uns wie ein Gevatter, der uns – und vor allem Kindern – zuflüstert: „Zeit zum Ausscheiden deines Sommermistes", wobei ich Ihnen für den Mist wenig Erklärliches bieten kann. Sagen wir so: Es wird eben ausgeschieden, was dem Darm-Milieu abträglich ist. Sorgen Sie sich deshalb nur geringfügig.

- **Nahrungsvergiftung**

Große Übelkeit, Hinfälligkeit, *Sterbenselendigkeit,* Blässe mit *kaltem Schweiß* folgt einer eventuellen *Nahrungsvergiftung* oder Kostumstellung in fremden Ländern mit *gussweise* erschöpfendem Durchfall, eventuell mit gleichzeitigem Erbrechen. Wenn Sie obendrein *maßlos erschöpft* sind und wünschen, *warm zugedeckt* zu werden, fordert Arsenicum album Ihre Beachtung. Erstaunlich rasch wird sich die *enorme Schwäche* verflüchtigen.

Arsenicum album D6
Nahrungsvergiftung, besser Wärme
1 Gabe stündlich

- **Typischer Sommerdurchfall**

Sollte uns die Natur wieder mal einen Sommer mit Sonne, *Hitze* und aalendem Wohlbefinden bescheren und ohne Beeinträchtigung des Allgemeinbefindens schießt der Stuhlgang in die Hose, dann ist es an der Zeit, an Ferrum phosphoricum zu denken. Kinder dürfen derweil unbesorgt weiter spielen, Erwachsene sollten sich Ruhe gönnen – am besten in Reichweite der Toilette!

Ferrum phosphoricum D12
nicht beeinträchtigend
1 Gabe 2-stündlich

Aus gleicher Laune der Natur schießt jener *massive* Durchfall aus dem Darm heraus. Blass, *kalt* mit schweißiger Stirn, schwach, elend, übel und erbrechend *verweigern* Sie die Ihnen gereichte *Zudecke.* Am meisten wundern Sie sich über die massige Menge der Stühle, vor allem, wenn Sie so viel an Nahrung gar nicht zu sich nahmen. Dies Phä-

Veratrum album D6
beeinträchtigend, besser Kühle
1 Gabe stündlich

nomen allein plädiert bereits für Veratrum album, mit dem Sie sich rasch erholen werden.

Zusammenfassung

Sommerdurchfall

Arsenicum album D6 eventuell durch Nahrungsunverträglichkeit; gussweise Entleerung; kalt, schweißig, übel, erbricht, erschöpft; Wärme bessert	stündlich
Ferrum phosphoricum D12 typischer Sommerdurchfall; Entleerung ohne Beeinträchtigung	2-stündlich
Veratrum album D6 massige Entleerung mit Schwäche; kaltschweißig, übel, erbricht; Kälte bessert	stündlich

Ekzem schlimmer

(→ *Winter/Ekzem schlimmer*)

Eine hartnäckige Neurodermitis ist gewiss eine Angelegenheit für betreuende Hände eines Fachkundigen. Der Grund meines Hinweises in diesem Rahmen beruht auf saisonalen Verschlimmerungszeiten wie Sommer und Winter und der Tatsache, dass die Homöopathie dafür über günstig beeinflussende Arzneien verfügt, die unter vorteilhaften Umständen sogar die Tiefe der Person heilend beieinflussen.

- **Blasse Menschen**

Natrium muriaticum D30
trocken, Reibeisenhaut
1 Gabe 1 x täglich

Begegnen wir zunächst einem sehr *feinfühligen*, tief leidenden, *stillen* Menschen, der seine Beziehung zum Halt gebenden *Salz* seiner Säfte verloren hat. Seit er enttäuscht, gekränkt, gedemütigt wurde, zieht er sich schweigend zurück, seufzt und weint in der Stille. Wenn er nicht mehr weinen kann, seufzt er, verblasst er und magert ab. Seit jener *Kränkung* ist er krank. Da begann die Trostlosigkeit und die ängstliche, in sich gekehrte Melancholie. Da begannen auch Heimweh, Abmagerung, Herpes, Herzjagen, wässrige Durchfälle oder trockene

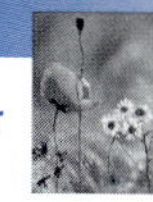

Verstopfung. Untröstlich ist seine Verlassenheit und seine Einsamkeit. Er kann nicht mehr reden, er kann nicht mehr weinen, er kann nur noch still und tief in sich hinein seufzen. Nur eine zähe Pingeligkeit, mit der er seinen Standpunkt verteidigt, und ein fast *unbeugsamer Edelmut* erhalten ihn am Leben. Ähnlich erscheinen uns die appetitlosen Kinder und Jugendlichen: saftlos, blass, müde, kummervoll, dürr und ausgedörrt. Je mehr ihr Verstand ausgeprägt ist – und sie sind wirklich gut in der Schule –, desto mehr verkümmert ist ihr Gemüt. Trotzdem bleiben sie sehr empfindsam. Aber zu früh sind sie in die Verantwortung hinein erzogen worden, sodass sie schon morgens mühsam mit einem schlechten Gewissen erwachen und voller Ängste in den Tag schreiten. Es wundert uns nicht, dass ihre trockene, *reibeisenartige* Haut, die des Natrium muriaticum dringendst bedarf, zutiefst verwundet ist.

Causticum D12
trocken, rissig
1 Gabe 2 x täglich

Begegnen wir im Weiteren einem trockenen Wesen, dessen Beschwerden sich durch Feuchtigkeit bessern. Als stets *milder*, mitfühlender, *mitleidender*, eher *unruhiger* Mensch hat sein anhaltender Lebenskummer ihn so sehr austrocknen lassen, dass er sich nur noch in *feuchtem Klima mit trübem Himmel* wohl fühlt. Hier bessern sich sein lähmendes Gefühl, sein Rheuma, sein Ekzem. Das Gegenteil der Lahmheit, eine stark erhöhte Spannung von Nerven und Muskeln, zeigt sich bei eher *bewegungsaktiven* Neurodermitis-Kindern. Sie weinen bei jedem Widerspruch, bei geringstem Tadel, bei verweigerter Wunscherfüllung, werden teilweise unerträglich zornig, weinen aber herzerweichend beim Anblick eines überfahrenen Igels. Beide, Erwachsene und Kinder, gehören zur Kategorie „hilfloser Helfer“ und bedürfen des ausgleichenden Causticum.

Graphites D12
nässend, honigfarben
1 Gabe 2 x täglich

Ein *mäßig* juckendes, vorwiegend *nässendes* Ekzem mit *honigfarbenen*, nach Honig riechenden Absonderungen und eitrigen Schrunden übersät einen in seinem Erkrankungsverlauf bedauernswerten Menschen. Die Enttäuschungen des Lebens formten ihn zu einem *faulen, fetten, gefräßigen* und teils wagemutig *frechen* Wesen. Diese Eigenschaften sind aber immer eine Frage der verlustig gegangenen Harmonie, der verlorenen Elastizität und Flexibilität, der verlorenen

Schwungkraft und Lebenskraft. So verstehen wir *faul* als Verlust des Wollens, Strebens, der geistigen Spannkraft, *fett* als Verlust der Gewebselastizität, der Form, der Haltung und *gefräßig* als Verlust der seelisch-geistigen Kontrolle über die natürlichen Grenzen des alltäglichen Nahrungsbedarfes. So frisst auch seine Seele alles in sich hinein und kann nichts mehr hergeben. Vor allem befriedigen derart Befallene ihre Gelüste mit Pommes und Schweineschnitzel, bis alles verstopft: die chronisch erkältete Nase, der Rachen mit einem Klumpengefühl, an dem sie nachts zu ersticken drohen, und der Stuhlgang. Graphites wird Großen und Kleinen ermöglichen, ihren Verlust zu erkennen und wettzumachen.

• Rote Menschen

Sulfur D12
alle Formen
1 Gabe 2 x täglich

Sicherlich ist Sulfur eine der größten, erfolgreichsten und tiefgreifendsten Arzneien für ekzembelastete Menschen. In ihrer Hitzigkeit verschlimmern sich Ausschlag, Heuschnupfen, Asthma im Sommer, während sie im Winter trotz innerer Hitze eher erkältet sind. Wir finden sie als kräftige, warme, *rote*, leicht *schwitzende* Menschen, deren heftiger Juckreiz in der Bettwärme unerträglich wird, wo sie ohnedies Hitze im Körper stauen und die *Füße* unter der Bettdecke *rausstrecken*. Ihr leicht erscheinender Schweiß verursacht einen *ätzenden* Schmerz auf den Ekzemstellen, die *großflächig, trocken, feucht* oder *eitrig* am ganzen Körper auftreten. Eine kühle Dusche beruhigt, beseitigt jedoch nicht die eher *schmuddelige* äußere Erscheinung. Wir unterscheiden zwei in ihrem Äußeren grundlegend voneinander abweichende Sulfur-Menschen. Einer ist eher *rundlich*, rot und ein *lustiger Witzeerzähler*, ein anderer eher *schlank*, blass und ein *ernster Pseudophilosoph* in fleckigen Jeans, bedrucktem T-Shirt, Sandalen und mit ungebändigter Haarmähne. Kinder sind laute, aufbrausende *Anführer*, die immer Getreue finden, um ihr Vorhaben ohne Einsatz persönlicher Mühe zu verwirklichen. Wenn Sie sich oder Ihre Lieben hierin erkennen, werden Sie für diese Arznei dankbar sein.

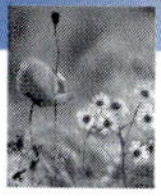

Lachesis D12
alle Formen
1 Gabe 2 x täglich

Von ebenso kräftiger Statur, *rot*, hitzig, nachdenklich, phantasiereich, *vorsichtig*, traurig und oft mutlos treffen wir diesen fein intelligenten Menschen, bereits erwachsen oder noch Kind, mit seinem *geraden Blick* und seiner *auffallend gewählten Sprache*. Seine Haut, die am ganzen Körper wie bei Obigem *in jeder denkbaren Ekzemform* sprießt, verschlimmert sich nach Erregung, nach Kummer, im *Frühjahr* bis zum *Herbst*, durch jegliche *Wärme* und nach dem *Erwachen*, während Kühle und frische Luft bessern. Meist begleiten weitere Beschwerden wie Heuschnupfen, Asthma, Nesselsucht infolge Alkohol und Fisch seinen langen Leidensweg. Die Arznei scheint aber nicht nur für die ganze Person des Menschen angezeigt zu sein, sondern bewährt sich immer häufiger als *Reaktionsarznei*. Viele vorausgegangene klinische Behandlungen, äußerliche und innerliche, Medikamenten- und Nahrungsallergien, all jene unzulänglichen Abwehrreaktionen des Leibes auf den Mist, den Abfall und die industriellen Pollutionen unserer modernen Zeit lassen uns zur reinigenden Lachesis greifen.

Zusammenfassung

Ekzem in Sommer schlimmer

Natrium muriaticum D30 blass, zutiefst verwundet; trocken, Reibeisenhaut; im Winter eher Erkältungen, Bronchitis, Asthma	1 x täglich
Causticum D12 blass; trocken, rissig; schlimmer bei trockener Wärme, liebt feuchtes, trübes Wetter;	2 x täglich
Graphites D12 blass; nässend, schrundig, honigfarben; faul, fett, gefräßig, frech; ständig erkältet, verstopft	2 x täglich
Sulfur D12 rot, schwitzig; alle Formen; Ekzem und Asthma schlimmer im Sommer, im Winter trotz Hitzigkeit eher erkältet; Juckreiz schlimmer in der Bettwärme, besser durch Kühle	2 x täglich
Lachesis D12 rot, schwitzig; alle Formen; ab Frühjahr bis Herbst Ekzem, Heuschnupfen, Asthma; schlimmer nachts, nach Schlaf, besser durch Kälte	2 x täglich

Freizeitsport

(→ *Sommer/Radtour, Schwimmen, Sommerreisen)*

Bewegung ist ein Ausdruck der Lebendigkeit des Menschen. Der eine bedarf es mehr, der andere weniger. Sie sollte deshalb einigermaßen harmonisch ablaufen, regelmäßig durchgeführt werden und individuelle Freude bereiten. Und außer dem persönlichen Spaß soll Bewegung den Bedürfnissen und Notwendigkeiten der Person in ihrer Besonderheit Rechnung tragen. Wenn ich mir das Bewegungsspektakel mancher „Sportler" wie uniformierter Skater, angestrengter Radfahrer, lässig eleganter Gesellschaftsgolfer oder schweißtriefender, hochroter Jogger ansehe, zweifle ich zumindest bei diesem Anteil von Freizeitbeweglichen beachtlich an der Einhaltung meiner Empfehlungen. Regelmäßige Bewegungsfreude ist der Natur am liebsten. Diese Aktiven atmen darin die ordnende Kraft der Schöpfung und spüren, wie der Schöpfergeist ihre Seele erfüllt. Damit nun dieser erhabene Genuss nicht von Schmerzen getrübt wird, pflegen Sie Ihre Füße mit *Arnika-Gel* oder *Ruta-Öl,* mit Schafswollsocken und kurz geschnittenen Zehennägeln. Im Taillenbeutel oder im Rucksack tragen Sie bitte *Tabacum D30* oder Traubenzuckerwürfel für den „Spontanhypo" (Unterzuckerung) mit sich, der sich mit Schwindel und Energieabfall bemerkbar macht. Bei heißem Wetter sollten Sie daran denken, Ihren Durst nur durch Quellwasser, mit einer Prise Salz versetzt, zu löschen. So gerüstet, brauchen Sie die angeführten Arzneien wahrscheinlich nur für Begleitpersonen.

• Verletzungen allgemein

Arnica D30
erste Arznei
1 Gabe einmalig

Gelegentliche Bewegungsexzesse werden Sie regelmäßig mit *Muskelkater* strafen. Ihre Muskeln sind steif, krampfig, dumpf ziehend; Ihr Körper gegebenenfalls *wie geprügelt.* Anstatt sich zuwartend zu quälen, empfehle ich Ihnen, Arnica bereits vor Ihrem sportlichen Vorhaben einzunehmen, was Ihnen künftig zur lieben Gepflogenheit werden wird. Wiederholen Sie die Gabe nachher, falls die Vorbeugung den Umständen nicht Genüge tat.

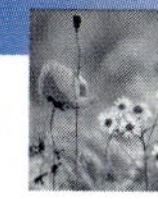

- **Verletzungen der Haut**

Eine wunderbare Arznei ist Bellis für *Schürfwunden* jeder Art, so wie wir sie vom typischen Radfahrer-Unfall her kennen. Sie heilt das Gewebe narbenlos und hat mich in dieser Erwartung nie verlassen.

Bellis D3
Schürfungen
1 Gabe 3 x täglich

Stichwunden, ob durch Nadeln, Nägel, Spritzen, Insekten, scharfe Zähne unliebsam wilder Hunde und Katzen, Glas- oder Holzsplitter, besänftigt Ledum ohne Schmerz, ohne Wunde und Tetanusgefahr zu hinterlassen.

Ledum D4
Stiche, blaues Auge mit glattem Rand
1 Gabe 3 x täglich

Die *glatten Schnittwunden*, sei es durch Messer, Glas, scharfkantige Dosen (oder auch durch das Skalpell chirurgischer Operateure), glätten sich mit Staphisagria. Nehmen Sie die Arznei so lange, bis die letzte Kruste abgefallen ist.

Staphisagria D3
Schnitte
1 Gabe 3 x täglich

Risswunden sind selten. Wer fällt schon in den Stacheldraht, den es kaum mehr gibt! Aber wütende Hunde können gelegentlich beißen und reißen, was nach Calendula verlangt. Auch als Salbe, *Calendumed* genannt, ist sie eine beliebte Pflege von allerlei Wunden und Ausschlägen.

Calendula D4
Risse
1 Gabe 3 x täglich

Ein *Bluterguss*, egal an welchem Körperteil, wird immer Acidum sulfuricum benötigen, wenn Sie ihn rasch loswerden wollen. Außerdem verhindert die Arznei eine mögliche Entzündung des Ergusses.

Acidum sulfuricum D3
Bluterguss, blaues Auge mit ausgefranstem Rand
1 Gabe 3 x täglich

- **Verletzung der Nerven**

Die wahnsinnigen Schmerzen, die eine *Nervenquetschung* begleitet, zum Beispiel ein eingeklemmter *Finger*, beruhigen sich erstaunlich rasch mit Hypericum, falls nach der Einnahme von *Arnica* noch Beschwerden bestehen. Noch rascher wirkt eine Gabe in Wasser sofort nach dem Malheur.

Hypericum D30
Nerven
1 Gabe bei Bedarf

- **Zerrung, Überanstrengung**

Bei allen Beschwerden durch Überanstrengung, Unterkühlung, Verrenken oder Verzerren besonders beanspruchter Gelenke, der Wirbelsäule und der Achillessehnen können Sie verfolgen: ein Gefühl wie

Rhus tox D30
wie zerschlagen
1 Gabe bei Bedarf

zerschlagen, große Unruhe und ein heftiger Durst auf *große Züge kalter Getränke*. Immer tut ein *kühler Umschlag* gut. Die Bewegung aus der Ruhe heraus schmerzt, aber ein *leichtes Auf- und Abgehen* lindert. Deshalb rutschen Sie bei Gehunfähigkeit im Bett hin und her. Auch der Hexenschuss, das steife Kreuz, die entzündeten Sehnen der Radler, Skiläufer, Bergsteiger und Wanderer und deren eventuelle Sonnenverbrennungen weisen die gleichen verbessernden und verschlechternden Umstände auf. – Eine Arznei für jede Jahreszeit, für alle Ebenen, für Höhen und für Tiefen!

Zusammenfassung

Verletzungen beim Freizeitsport

Arnica D30 erste Arznei bei jeder Verletzung; danach erst andere Arzneien unterscheiden!	bei Bedarf
Bellis D3 Schürfwunden	3 x täglich
Ledum D4 Stichwunden, blaues Auge mit glattem Rand	3 x täglich
Staphisagria D3 glatte Schnittwunden	3 x täglich
Calendula D4 Risswunden	3 x täglich
Acidum sulfuricum D3 Bluterguss, blaues Auge mit ausgefranstem Rand	3 x täglich
Hypericum D30 Nervenverletzung, z. B. Fingerquetschung; Steißbeinfall	bei Bedarf
Rhus tox D30 wie zerschlagen, unruhig; Kühle lindert	bei Bedarf

Fußpilz

(→ Winter/Fußpilz)

Einer Pilzinfektion liegt immer eine Störung des Gleichgewichts der Person zugrunde. Wie anders könnte sie empfänglich sein für Parasiten, Viren, Bakterien, Pilze, mit denen wir sonst friedlich zusammen-

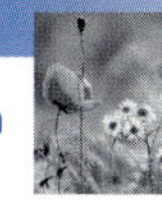

leben. Das sollten Sie grundlegend verstehen, bevor Sie Ihre Haut hoffnungsvoll und oft erfolglos von außen attackieren.

Acidum hydrofluoricum D6
blasenförmig
1 Gabe 3 x täglich

Versuchen Sie gegen Ihren *Sommerpilz,* der sich mit dem ersten warmen Sonnenstrahl ausbreitet, Acidum hydrofluoricum. Zwischen den Zehen pflegt die Haut sich *blasig* aufzuwölben, deftig zu jucken und, einen Riss in der Falte hinterlassend, sich abzulösen.

Heuschnupfen

(→ Frühjahr/Sonne/Heuschnupfen und „Enders' Homöopathie bei Atemwegserkrankungen", siehe Literatur S. 143)

Wenn Sie nicht spätestens im Frühjahr der Homöopathie begegnet sind, wird sie gelegentlich erst zur Heuernte im August ihre Besänftigung entfalten können. Falls Sie nicht gerade die Sommerferien in günstigeren Klimagefilden genießen. Das Meer ist nicht immer die allein selig machende Ferienlösung. Für manchen unterbricht die Höhe der Berge oder die Kühle des Nordens den jährlichen Teufelskreis. Schauen wir uns mal die daheim Gebliebenen an, die doppelt leiden, die schnupfen wie einst im Frühjahr oder die erstmals spät im Sommer allergisch reagieren.

Euphorbium D6
heftiger Beginn
1 Gabe stündlich

Alles an diesem Leidenden ist *trocken,* hitzig, stark juckend und brennend: die Augen, die Nase, der Rachen und das Asthma. Das reizt die Augen und ihre Lider auf eine Weise, die ihm *alles größer* erscheinen lässt, als es tatsächlich ist, mit *bunten Farbflecken* verziert. Ein starker *Juckreiz* befällt ebenso die Stirnhöhle hinter der *Nasenwurzel,* was einen heftigen Niesreiz auslöst, aber weder drinnen noch draußen Niesen zulässt. Aus der Nase fließt gelegentlich ein schleimiger Schnupfen, wenn überhaupt. Über den Rachen steigt die Allergie mit einem warmen Gefühl, als habe man zu heiß gegessen, in die Bronchien ab. Zeit ist genug vergangen, um endlich Euphorbium einzusetzen, bevor *Stiche* vom *Magen* zu den *Seiten der Brust* hochsteigen; bevor ein heftig juckender Kitzel in der Brustmitte tags und nachts einen ununterbrochenen, krampfenden Hackhusten hervorruft. Das alles, *je sommerlicher* und *hitziger* die Außentemperatur. Bewegung in frischer, kühler Luft täte diesem Allergiker so richtig gut. Nur das *Fieber* hält ihn zurück.

Allium cepa D3

milde Tränen, wunde Nase

1 Gabe stündlich

Kennen Sie das? Aufsteigende *klopfende Hitze* im Gesicht, *juckende*, lichtscheue Augen mit *mildem* Weinen, reichlich *wässrigem, ätzendem* Schnupfen mit scharfem Kribbeln in der Nase, das zu dauerndem heftigem Niesen zwingt. Sie öffnen das Fenster, stellen sich in den frischen Luftzug und der Spuk verschwindet. So geschieht es beim häuslichen *Zwiebelschneiden* und beim Heuschnupfen. Meist denken wir zu spät daran, uns rechtzeitig an einer Arznei zu laben. Also ist er bereits in den *Hals* hinabgekrochen. Dort löst das Kitzeln oder das Einatmen kalter Luft einen bellenden, *berstenden* Kehlkopfhusten aus, der so schmerzt, dass Sie sich stützend *an den Hals greifen*. Die andere zittrige Hand greift rasch nach Allium cepa und nach einem lindernden, warmen Schluck Tee. Mehr Angebot an Wärme als warme Wohnung oder abendliche Bettwärme lehnen Sie ab und neigen sich erleichtert der frischen Luft zu.

Gelsemium D30

Einbruch schwüler Tage

1 Gabe 1 x täglich

Zu ihm passt das Gesicht eines heißen, *dunkelrot* gedunsenen Menschen mit krampfendem, pulsierendem *Nackenkopfweh*, das wie ein festes *Band* bis zur *Stirn* zieht. Der plötzliche *Einbruch warmer Tage* in bisher kühler Wetterlage oder beständiges *feuchtes, schwüles, föhniges* Wetter wie vor Gewittern lähmen seine Energien. Teilnahmslos, *müde, matt, schlaff* und dennoch innerlich *zittrig*, will er in Ruhe und allein gelassen werden. Mit diesem Gebaren beginnen alle seine Beschwerden. Sein Kopf, gefüllt mit Blut und Schmerzen, *fiebert hitzig ohne Durst*. Und doch schüttelt ihn ein *wellenartig den Rücken rauf und runter* schleichender *Frost*. Rasch heizen wir das Zimmer auf und stecken ihn mit Gelsemium unters Heizkissen. Denn schon bald beginnen die *Flimmer sehenden* Augen rot anzuschwellen, die Nase zu kribbeln, der Schnupfen zu fließen: dünn, scharf, wund machend, *morgens* und *draußen* von heftigen Niesanfällen gefördert. Wenn der Rachen wund, trocken kribbelig und heiser werden sollte, so sind auch die Lippen trocken, aufgesprungen und die *Oberlippe geschwollen*. Je nachdem, wie das Wetter seine Launen verstreut. Kurz nach Einnahme der Arznei setzt eine erlösende *Harnflut* ein. Jetzt dürfen Sie Hoffnung schüren. Die Heilung ist im Gange.

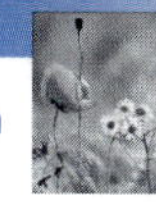

Dulcamara D30
Unterkühlung an warmen Tagen
1 Gabe 1 x täglich

Bei *warmer, feuchter Witterung* begegnen wir einem rundlichen, *Wasser einlagernden*, schwer beweglichen Menschen, den das Frühjahr und der Spätsommer zu besonderer Vorsicht vor *Verkühlung* oder *Durchnässen* zwingen. Die Erfahrung hat ihn gelehrt, dass die *Tage* zwar angenehm *warm* sein können, aber die *Abende* noch oder schon wieder verdammt *kühl*. Dann verkühlt er sich nämlich alles, was an ihm schwach ist: die Atemwege, die Blase, den Darm oder die Gelenke. Nicht immer hat er Dulcamara griffbereit in seiner Tasche. So tritt selbst *Heuasthma* rasch hinzu, das, sobald es sich bessert, einem Hautausschlag oder Rheuma oder Durchfall die Hand reicht. Seien Sie auf der Hut bei Kühle, kalter und warmer Feuchtigkeit und bei raschem Wetterwechsel von warm zu kalt! Wollene, langgliedrige Unterwäsche stört weder Sie noch den Nachbarn.

Naja D30
mit Herzbeschwerden
1 Gabe 1 x täglich

Im Frühjahr mag dieser Mensch eventuell einen Heuschnupfen ausbrüten mit lokalen Erscheinungen und verschlimmernden Umständen wie *nach dem Erwachen*, durch *Schlaf*, *morgens* und durch *Been-*

Zusammenfassung

Heuschnupfen im August

Euphorbium D6 alles trocken, fiebrig, asthmatisch; heftiges Jucken in Nasenwurzel und Brustmitte; kann nicht niesen trotz heftigem Niesreiz; möchte raus, kann aber nicht wegen Fieber	stündlich
Allium cepa D3 milde Tränen, ätzender Schnupfen; alles besser in kühler Luft	stündlich
Gelsemium D30 Fülle des Kopfes, fiebrige Hitze ohne Durst, gleichzeitig Frost im Rücken	1 x täglich
Dulcamara D30 feuchtes Heuasthma im Frühjahr und August zur Heuernte; Nase fließt drinnen mild, draußen und nachts verstopft; abwechselnde Beschwerden	1 x täglich
Naja D30 je heißer und feuchter das Wetter; Frühjahr bis Herbst; schlimmer nach Schlaf oder Schläfchen; dabei Herzbeschwerden; liebt eher Wärme	1 x täglich

gung. Aber im August nimmt ihn ein *Heuasthma* in Beschlag, das ihn die *ganze Nacht* mit *erwürgendem* Reizhusten wach hält und spätestens morgens zum Einnehmen von Naja zwingt. Seine Beschwerden werden immer wieder von Herzsensationen wie Flattern, Stolpern, sichtbarem, hörbarem, unregelmäßigem oder schwachem Herzschlag begleitet. Das bewirkt ein ständiges Hüsteln und Räuspern, ein „Herzhüsteln", was wohlweislich von einem Erstickungshusten zu unterscheiden ist. Auffallend dabei ist, dass er gern auf seiner *linken*, beschwerten *Seite liegt* und eher nach *Wärme* verlangt.

Insektenstiche

Apis D30
erste Wahl
1 Gabe einmalig

Apis ist die erste Arznei bei allen Arten von Insektenstichen, seien es Schnaken, Bienen, Wespen, Bremsen oder sonstige stechende Biester. Der *brennende, stechende* Schmerz auf der roten Schwellung beruhigt sich rasch mit Apis und einer *kühlenden* Auflage. Menschen, die zu allergischen Reaktionen neigen, sollten diese Arznei immer bei sich führen.

Ledum D4
zweite Wahl
1 Gabe stündlich

Aus unerfindlichen Gründen gibt es Menschen, die auf Apis nicht reagieren. Für diese halten Sie Ledum bereit. Auch hier lindert eine *kühle* Auflage.

Staphisagria D12
Vorbeugung
1 Gabe morgens

Eine der wenigen Arzneien, die wir vorbeugend einsetzen, ist Staphisagria. Sie macht unser Blut für Stechmücken fast ungenießbar. Gehören Sie also zu den Menschen, die auf der *„Speisekarte"* der kleinen Blutsauger stehen, probieren Sie die Wirksamkeit dieser Prophylaxe einfach mal aus!

Zusammenfassung

Insektenstiche

Apis D30 erste Wahl; Brennen, Stechen; Kühle lindert	einmalig
Ledum D4 zweite Wahl, falls Apis versagt; Kühle lindert	stündlich
Staphisagria D12 Vorbeugung bei bekannter Plage	1 x morgens

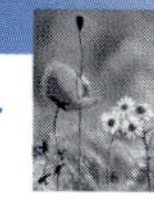

Radtour

(→ Sommer/Freizeitsport, Sommerreisen)

Unsere Jugend hat in der Regel genügend körperliche Kondition, um sich beschwerdefrei in den Sattel zu schwingen und um seelisch entspannt und Kosten sparend die Welt zu erobern. Schlafsack und die Kapitel *Wettereinflüsse* nicht vergessen! Ältere Menschen sollten sich vortrainieren, ihren Hausarzt konsultieren, gegebenenfalls die Pedalen mäßig betätigen. Guten Tritt! ... Und vergessen Sie bitte nicht *Calendula*-Salbe für den eventuell malträtierten Hintern.

• Muskelkater

Arnica D30
erste Arznei
1 Gabe einmalig

Bei jeder Art von Verletzung, Verwundung, innerlich oder äußerlich, offen oder geschlossen, geben Sie Arnica. Es hemmt den starken Schmerz und verringert starke Blutung. Auch der *Muskelkater* ist in der Folge von Überanstrengung als *Verletzung* zu verstehen. Ab dem nächsten Tag nehmen Sie die folgenden Arzneien, entsprechend der Art und Erscheinung der Verletzung.

• Muskelriss, Wadenkrampf

Cuprum metallicum D30
festhalten
1 Gabe bei Bedarf

Sagen wir so: Zu Krämpfen hat man eine Beziehung oder nicht. Erinnern Sie sich, einen Krampfenden erlebt zu haben? Vom Sofa, aus dem Sessel, aus dem Bett hüpfend, *fest auftretend* und seine Waden *fest umklammernd*? Nun, wenn die Geschmeidigkeit der Wadenmuskeln Sie nicht nur bei dieser Tätigkeit, sondern auch beim Schwimmen, Skilaufen, Bergsteigen verlässt, machen Sie es den Krampfgeplagten nach, während Sie Cuprum metallicum griff- und schluckbereit in der Nähe aufbewahren sollten. Beim Muskelriss empfinden Sie ein ähnliches Krampfgefühl, das sich allerdings mit *schneidenden* Schmerzen bis zur Unerträglichkeit steigert.

• Schürfwunden

Bellis D3
narbenlose Heilung
1 Gabe 3 x täglich

Bei der heutigen Radfahrermontur mit Kopf-, Ellbogen- und Knieschützern, die mit den Unfallschützern der „Rollerskater“ konkurriert, dürften *Schürfwunden* eine Seltenheit geworden sein. Dennoch: Bereit sein ist alles! Satteln Sie Ihr Gepäck mit Bellis für alle Fälle. Ein solcher Fall könnte auch auftreten, wenn Sie durch ein kleines Unterwegs-Abenteuer sichtbar störende Knutschflecke davontragen. In der Regel hinterlässt die Heilung dann keinerlei Narben.

Zusammenfassung

Radtour

Arnica D30 erste Arznei bei allen Arten von Verletzungen	einmalig
Cuprum metallicum D30 Muskelriss, Wadenkrampf; krampfende, stechende Schmerzen; besser durch festes Umklammern	bei Bedarf
Bellis D3 Schürfwunden heilen narbenlos ab	3 x täglich

Reisen in kälteres Klima

(→ Frühling/Wetterwechsel, Sommer/Temperaturabfall, Herbst/Wetterwechsel, Winter/Kälte)

Es dürften vorwiegend rote, kräftige, hitzige Menschen sein, die ihren Urlaub in kühleren nördlichen Bereichen verbringen und sich dort ohne Arznei wohl fühlen. Es sei denn, Sie sind ein eher blasser, beruflich verpflichteter Kaltgänger, der immer einer Arznei bedarf. Da die Wetterlagen auch im Norden nicht stabil sind, verstehen wir dieses Kapitel als → *Wetterwechsel* zum Kalten hin als → *Temperaturabfall* oder als Kälteeinbruch und schauen uns dort die Arzneien an für unseren Bedarf. Mindestens zwei Arzneien sollten Sie jedoch stets bei sich tragen.

Dulcamara D30
nasskalt
1 Gabe 1 x täglich

Zum einen Dulcamara für *nasskaltes, regnerisches* Wetter, das Ihnen bei Unterkühlung leicht Grippe, Herpes, Blasenreiz, Durchfall oder Rheuma bescheren kann, gleichzeitig oder *im Wechsel* miteinander. Dabei tut Ihnen äußere *Wärme,* eine heiße Dusche und sicherlich ein Whisky recht gut.

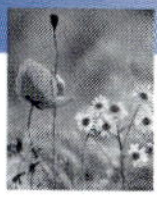

Rhus tox D30
strenge Kälte
1 Gabe 1 x täglich

Zum andern Rhus tox für die *strenge Kälte* bei trockenem oder feuchtem Wetter, das Ihnen bei Unterkühlung ähnliche Beschwerden verursacht wie oben, nur nicht im Wechsel. Dabei fühlt sich Ihr Rücken, der eine richtig heiße Dusche liebt, *wie zerschlagen* an. Sie möchten gern ruhen, sind aber ständig dabei, Ihre *Position* zu *verändern*, was Sie am Schlafen hindert. Meist geht dem ganzen Geschehen eine langfristige *Überanstrengung*, geistig oder/und körperlich voraus.

Zusammenfassung

Reisen in kälteres Klima

Dulcamara D30 — 1 x täglich
Verkühlung bei nasskaltem, regnerischem Wetter; Beschwerden im Wechsel; besser Wärme

Rhus tox D30 — 1 x täglich
Verkühlung bei strenger Kälte; wie zerschlagen im Rücken; schlimmer Ruhe, besser heißes Bad, Position verändern

Schwimmen

(→ *Sommerreisen/Meeresfreuden*)

- **Ertrinken**

Lachesis D30
erste Hilfe
1 Gabe einmalig

Falls Sie sich in der Nähe eines geretteten Ertrinkenden befinden und tätig werden dürfen, befeuchten Sie noch vor der künstlichen Beatmung Nase und Lippen mit Lachesis. Weiteres müssen Sie geschehen lassen oder, falls Sie weiterhin gegenwärtig sein sollten, unterstützen Sie, je nach Befinden des Wiederbelebten.

- **Muskelkrampf**

Cuprum metallicum D30
festhalten
1 Gabe bei Bedarf

Beim Schwimmen von einem *Wadenkrampf* ereilt, sollten Sie erst auf dem Rücken an den Rand des Schwimmbeckens oder ans Ufer treiben, um dann dort, auf den Beinen *stehend*, die Wade fest zu *umklammern* oder kräftig zu *massieren* und erst dann nach der Arznei verlangen.

Antimonium crudum D30
Kälteeinfluss bei Hitze
1 Gabe bei Bedarf

- **Unterkühlung**

Für die *Folgen von kalten Einflüssen in sommerlicher Hitze* packen Sie zum Badeanzug am besten gleich Antimonium crudum ins Gepäck. Wer hat nicht schon erlebt, wie nach dem Baden die Nase läuft, das Hüsteln beginnt, die Magenschmerzen, der Durchfall, das Fieber. Bei solcher Darmgrippe ist die *Zunge dick weiß* belegt. Geben Sie diese Arznei bereits, wenn Sie das wasserunterkühlte Wesen trotz Hitze zittrig fröstelnd am Schwimmbecken stehen sehen.

Zusammenfassung

Schwimmen

Lachesis D30 erste Hilfe bei Ertrinkungsunfällen noch vor künstlicher Beatmung	einmalig
Cuprum metallicum D30 Wadenkrampf; ans Ufer schwimmen, Muskel fest umklammern	bei Bedarf
Antimonium crudum D30 Unterkühlung an heißen Tagen; Fieber, Husten, Durchfall; Zunge dick weiß belegt	bei Bedarf

Seekrankheit

(→ *Sommerreisen/Beschwerden beim Reisen*)

Fähre, Schiffsausflug oder Kreuzfahrt – nichts ist so niederschmetternd, jämmerlich und situationsverderbend wie die Seekrankheit. Nehmen Sie ein chemisches Mittel (Antihistaminikum), dann sind Sie für den Rest des Tages dusselig und müde, nehmen Sie rundweg nichts, dann mögen Sie sich auf Deck im Liegestuhl verkriechen und kleine Schlucke Champagner süffeln. Das hilft auch. Doch nach einer Weile sind Sie ebenso dusselig und müde wie durch chemische Mittel. Hoffen wir, dass der Wunsch nach Wohlbefinden auch den hartnäckigsten Kontrahenten von unseren vorbeugenden, rasch helfenden und nebenwirkungsfreien Arzneien überzeugt. Schiff ahoi!

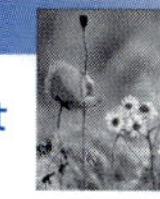

Cocculus D12
Schlingern des Schiffes
1 Gabe stündlich

Sicher kennen Sie den *Schwindel* bei *Übermüdung* nach einer durchgearbeiteten oder durchzechten Nacht. Denselben empfinden Sie gleichermaßen beim Reisen, gepaart mit Übelkeit und Erbrechen, wobei das Erbrochene wie *in einem Schwall* hervorbricht. Tragen Sie Sorge, Cocculus schon 1 bis 2 Stunden vor Antritt der Reise und je nach Intensität der Beschwerde auch während der Reise einzunehmen.

Petroleum D30
Stampfen des Buges
1 Gabe bei Bedarf

Es wird es Ihnen bereits *hundeelend*, ebenso mit Erbrechen, wobei das Erbrochene, im Gegensatz zu oben, eher aus dem Magen *hervorgewürgt* wird. Ist Ihnen solches geläufig, so nehmen Sie schon eine Stunde vor Reiseantritt Petroleum. Eine Gabenwiederholung ist in der Regel nur selten nötig.

Tabacum D30
krampfhaftes Erbrechen
1 Gabe bei Bedarf

Gelegentlich ist bei Reisen mit heftiger Bewegung wie mit dem *Schiff* die Übelkeit und das Erbrechen oft *krampfhaft*. Das Gefühl dabei ist wie beim Genuss unserer ersten Zigarette im blühenden Alter von 9 Jahren, falls Sie sich erinnern. Hier ist Tabacum sehr hilfreich, ebenso wie beim Zustand frühjugendlicher Nikotinvergiftung. Erstaunlicherweise sind solche Menschen häufig Nichtraucher und deren fanatische Apostel.

Zusammenfassung

Seekrankheit

Cocculus D12 Schlingern des Schiffes; Schwindel, schwallartiges Erbrechen	stündlich
Petroleum D30 Stampfen (Auf- und Abbewegung) des Buges; Übelkeit, würgendes Erbrechen	bei Bedarf
Tabacum D30 heftige Schiffsbewegungen; übel, kaltschweißig, krampfhaftes Erbrechen	bei Bedarf

Sommerreisen

- **Beschwerden auf Reisen**

Nux vomica D30
zu viel Alkohol: Vorbeugung und Nachsorge
1 Gabe bei Bedarf

Exzesse mit Genussmitteln in zeitlichem *Durcheinander,* Übernächtigung aus gesellschaftlichen Anlässen, Überanstrengung bei geschäftlichen Belangen sind die Auslöser für *Kopfweh* mit Hauptsitz im Hinterkopf. Der Katerkopf – wer kennt ihn nicht! – brummt, ist *wie zu groß* empfunden, benommen. Das Gesicht sieht verludert, verquollen, aufgeschwemmt, übermüdet und überarbeitet aus. Am besten, Sie reichen Ihrer Liebe schweigend ein *kühles* Tuch und frühzeitig Nux vomica, denn jedes Reden, jede Kleinigkeit *reizt* sie bis zum Platzen.

Aloe D6
Kostumstellung: Durchfall
1 Gabe stündlich

Explosionsartige Durchfälle nach Kostumstellung im Orient und Okzident, mit aufwerfenden, im Bauch kullernden *Blähungen,* heilen rasch mit Aloe, besonders, wenn der *Schließmuskel* des Afters sich *unsicher* erfühlt. Wir meinen, Winde zu lassen, und erleben dann eher wässrigen Stuhl in der Hose. Auch mitzunehmen für → *Winter/Reisen in wärmeres Klima.*

Okoubaka D2
Kostumstellung: Quaddeln
1 Gabe alle 10 Minuten

Eine Art *Nesselsucht* mit Quaddelbildung überall, ereilt Sie beim Auskosten eher *fremdländischer* Nahrung. Falls Ihnen eine allergische Anlage bekannt ist und Sie die Wirkung von *Apis (→ Sommerreisen/ Campen),* der hierfür ersten Arzneiverordnung, nicht überzeugt hat, probieren Sie Okoubaka aus. Es hat mir als Helfer in vielen Notfällen gedient.

Cocculus D12
Reisekrankheit
1 Gabe stündlich

Jedem von uns war es beim Autofahren schon mal *leicht schwindelig,* ganz besonders bei *Übermüdung.* Bei reiseempfindlichen Menschen kann sich Übelkeit und Erbrechen hinzugesellen, wobei das Erbrochene wie *in einem Schwall* hervorbricht. Dies ist bedingt durch einen Bewegungsreiz des Gleichgewichtsorgans im Innenohr. Wenn Ihnen dieser Umstand bekannt ist, dann nehmen Sie schon 1 bis 2 Stunden vor Antritt der Reise Cocculus und je nach Vehemenz der Erscheinungen auch während der Reise. Sie werden sich eines guten Wohlbefindens erfreuen.

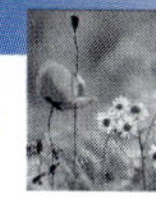

Nux moschata D30
Übermüdung des Fahrers
1 Gabe bei Bedarf

Eigentlich sollten Sie auf Ihrer Reise entspannen. Doch jedes Mal mit dem Auto unterwegs, schleicht sich durch Übermaß die Übermüdung ein. Meist begleitet von heftigem *Gähnen* und einem enormen *Blähbauch*. Noch können Sie versuchen, mit Nux moschata Ihre Augen offen zu halten, Ihren Bauch zu glätten. Wenn's nicht mehr klappt, dann ist Ihr System nur noch mit einer längeren Ruhepause zu regulieren.

Zusammenfassung

Beschwerden auf Reisen

Nux vomica D30 zu viel Alkohol; Vorbeugung und Nachsorge des Katers	bei Bedarf
Aloe D6 Kostumstellung; explosionsartige Stuhlentleerungen mit Blähungen	stündlich
Okoubaka D2 Kostumstellung; Nesselsucht, Quaddeln	alle 10 Minuten
Cocculus D12 Reisekrankheit bei kurvenreichen Autofahrten	stündlich
Nux moschata D30 Übermüdung des Fahrers	bei Bedarf

- **Campen**

Das moderne Campen auf dafür vorbestimmten Plätzen zwischen Wohnwagen und Campingbussen ist individuelle Geschmackssache. Vergeblich suchen manche die Stille, die Romantik, den seelischen Hochgenuss des wilden Campens, das auch heute noch möglich ist. Man darf sich nur nicht erwischen lassen. Für Camper auf relativ naturbelassenen Plätzen und für den Zivilcouragisten sind die folgenden Arzneien gedacht.

Apis D30
Nesselsucht, Kühle besser
1 Gabe bei Bedarf

Wie bei jeder Art von Allergie, so auch bei der Nesselsucht durch Nesseln oder Gras, ist Apis unsere erste Arzneiverordnung, wenn der Ausschlag *plötzlich* auftritt und sein Schmerz dem eines *Bienenstichs* mit *Stechen und Brennen* ähnelt. Ein *kühle* Auflage besänftigt das Malheur.

Urtica urens D2
Nesselsucht, Wärme besser
1 Gabe stündlich

Jener andere, heftig juckende und brennende Nesselausschlag verträgt *keine Kühlung*. Das erleichtert die Auswahl. Hoffen wir, dass Sie nicht von so vielen Quaddeln geplagt werden, wie es Arzneien dafür gibt!

Aconitum D30
Erkältungsbronchitis, trocken
1 Gabe in Wasser

Unterkühlung, Sturm, Zugluft stehen am Beginn einer *Erkältungsbronchitis,* bestückt mit *Frost* trotz *trockener Hitze,* mit *Atemnot* und *Angst*. Jede Verkühlung schlägt so auf die Bronchien bei einem eher roten, *hitzigen* und *unruhigen,* eher *schlanken* Menschen. Er setzt sich auf, *bewegt sich*, öffnet das Fenster und möchte *nicht allein* sein. Reichen Sie ihm Aconitum und Ihre beruhigende Hand.

Belladonna D30
Erkältungsbronchitis, schwitzt
1 Gabe in Wasser

Der eher *rundliche,* kräftige, rote Mensch, der auf den geringsten Luftzug, selbst nach dem Friseur, mit *Erkältungsbronchitis* aufwartet, dampft hitzig, während sein Kopf sich benebelt anfühlt und seine fiebrigen Augen glänzend hervorstechen. Er verlangt nach *Wärme* und *Ruhe*. Der obligate *Bellhusten* dröhnt abends beim Niederlegen und morgens beim Erwachen durch die Gefilde, was uns zur heilenden Belladonna weist.

Vipera D30
Schlangenbiss
1 Gabe stündlich

Ein seltenes, aber mögliches Geschehen. Also besser gewusst, als nach einem Biss mit Todesängsten zu vergehen, was nicht selten der Fall ist. Nicht alle Schlangenbisse sind tödlich, vor allem nicht die Viper der europäischen Breitengrade. Sollten Sie demnach unter anderem *Herzbeschwerden* verspüren, so darf ich Ihnen Vipera ans Herz legen.

- **Meeresfreuden**

(→ Sommer/Schwimmen)

Da, wo wir dem Urelement Wasser am nächsten sind, fühlen wir uns auf besondere Weise geborgen. Der Meeresaufenthalt mit seiner ozon-, mineral- und spurenelementreichen Luft kann eine wahre Regenerationskur sein, wenn wir volle Strände, Überhitzung und Unterkühlung meiden. Folglich habe ich Ihnen hier Arzneien für jene Menschen aufgeführt, die weder Quallen noch die Meeresluft vertragen. Wie immer: aus unerklärlichen Gründen!

Campen

Apis D30 Nesselsucht; Kälte bessert	bei Bedarf
Urtica urens D2 Nesselsucht; Wärme bessert	stündlich
Aconitum D30 Erkältungsbronchitis; trocken, unruhig, ängstlich; Kühle bessert	in Wasser
Belladonna D30 Erkältungsbronchitis; schwitzt, benommen; Wärme bessert	in Wasser
Vipera D30 Schlangenbiss mit Herzbeschwerden	stündlich

Zusammenfassung

Natrium muriaticum D30
schlimmer oder eindeutig besser am Meer
1 Gabe 1 x täglich

Bisher ging es Ihnen am Meer immer *besser*. Jetzt merken Sie erstmalig, dass die Meeresluft nicht sonderlich gut tut. Weder Ihrer ekzembelasteten, trockenen *Reibeisenhaut* noch den Schleimhäuten Ihrer Atemwege mit den *schaumigen* Absonderungen oder dem Asthma mit Höhepunkt zwischen 1 und 3 Uhr oder gar der Schilddrüse, was gekoppelt ist mit gelegentlichen Durchfällen und dem Herzrasen beim Niederlegen. Vielleicht verhindert Natrium muriaticum Ihre erzwungene Abreise, wenn Sie – wie immer nötig – dazu beten.

Bromum D12
besser auf dem Meer
1 Gabe 2 x täglich

Allergische Katarrhe mit laufender Nase, Bronchitis oder gar Asthma, alles von innerer *Unruhe* und *schluckweise kalten Getränken* begleitet, mögen Zeichen dafür sein, dass Sie die Meeresluft am Strand nicht mehr vertragen. Dann machen Sie einen Tagesausflug mit dem Inselkutter *übers Meer* und Ihre Beschwerden mindern sich. Jetzt wissen Sie, dass Sie Bromum brauchen – und gestalten damit und mit gelegentlichen Schiffsausflügen Ihren restlichen Aufenthalt erträglicher.

Jodum D12
schlechter am Meer
1 Gabe 2 x täglich

Die *geringste Hitze* ist ohnedies Ihr erklärter Feind. Sie sind eben für den kühlen Norden geschaffen. Die jodhaltige Meeresluft der Nordmeere jedoch mag ebenso wenig günstig auf Ihre Gesamtverfassung

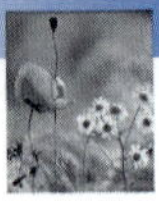

wirken: Ihre nervöse, leicht erregbare Grundkonstitution steigert sich bis zur aufgebrachten Hektik, Ihre Schilddrüse flippt aus, Ihre asthmatischen Bronchien verengen sich. Wenn dem so ist, dürfen Sie erquickend zu Jodum greifen und Ihre Reise ins Landesinnere verlagern.

Medusa D30
Quallenverletzung
1 Gabe bei Bedarf

Ob zu Hause aus unbekannten Gründen oder in den Meereswogen durch Feuerquallen hervorgerufen, der *quallenartig verquollene*, verbrannt und *zerfetzt* aussehende Nesselausschlag ruft nach Medusa. Trotz heftigem *Verbrennungsschmerz* lindert eine *feuchtwarme* Auflage sofort und die Arznei bedingt den Rest wohltuender Linderung.

Zusammenfassung

Meeresfreuden

Natrium muriaticum D30 Meeresluft unverträglich, weil zu salzhaltig; Bronchitis, Asthma, Ekzem, Schilddrüse	1 x täglich
Bromum D12 schlimmer am Strand, aber eindeutig besser auf dem Meer; Schilddrüse, Asthma mit Unruhe; besser durch kleine Schlucke kalten Wassers; rundlicher Mensch	2 x täglich
Jodum D12 eindeutige Verschlechterung wegen zu jodhaltiger Luft; Schilddrüse, Bronchitis, Asthma mit Hektik; schlanker Mensch	2 x täglich
Medusa D30 Verletzung durch Quallen; zerfetzte Quaddeln	bei Bedarf

• Wandern im Gebirge

(→ Frühling/Sonne/Erste Sonnenstrahlen, Sommer/Sonne/Sonnenbrand, Winter/Wintersport)

Bevor Sie zum Wandern oder Bergsteigen aufbrechen, pflegen Sie bitte Ihre Füße mit *Arnika-Gel* oder *Ruta-Öl*, mit Schafswollsocken und kurz geschnittenen Zehennägeln. Das schützt Sie vor überforderten, wunden Füßen und Halt gebietenden Blasen. Ich setze jedoch

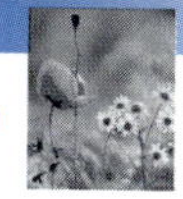

voraus, dass Wanderer und Gebirgsliebhaber meist erfahren sind und genau wissen, welche Gefahren drohen und wie sie deren Folgen mildern. Als zusätzliche Möglichkeit zur Milderung biete ich Ihnen einige Arzneien, die den Arzneischatz aus den querverwiesenen Kapiteln vervollständigen.

Arnica D30
steter Begleiter
1 Gabe bei Bedarf

Im Gebirge darf diese Arznei nie fehlen. Hier ist sie zu Hause, hier gedeiht sie und vergeht. Dazwischen pflegt sie jede *Verletzung*, jede *Wunde*, *Verstauchung*, *Überanstrengung*, jeden *Sonnenbrand* und jede *Erschöpfung*. Und das nicht nur auf körperlicher Ebene. Arnica wird zu Ihrem geliebten Begleiter werden.

Cantharis D30
Blasenlaufen, brennend
1 Gabe bei Bedarf

Ein nicht seltenes Begleitübel jeglicher Bewegungsfreude mit Unwissenheit über pflegebedürftige Füße sind die Blasen. Während sie anfangs noch prall mit Lymphe gefüllt sind, lassen sie die Haut heil. Sie dient Ihnen als Infektionsschutz auch dann noch, falls Sie, einem Aktionsbedürfnis nachgebend, die Blasen bereits aufgestochen haben. Wenn das ganze Weh nun *heftig brennt*, schmieren Sie *Calendula*-Salbe auf die Wunden, legen *eiskalte* Umschläge drauf und Cantharis auf die Zunge.

Allium cepa D3
Blasenlaufen, stechend
1 Gabe alle 10 Minuten

Dominiert eher ein Gefühl des *Stechens* in der Blase, wird Ihnen bewährterweise Allium cepa dienlicher sein. Beachten Sie den eben erwähnten Infektionsschutz!

Rhus tox D30
Überanstrengung, Verstauchung, Zerrung
1 Gabe bei Bedarf

Bei allen Beschwerden durch Überanstrengung, Unterkühlung, Verrenken oder Verzerren besonders beanspruchter Gelenke, der Wirbelsäule und der Achillessehnen können Sie verfolgen: ein Gefühl wie *zerschlagen*, *große Unruhe* und ein heftiger Durst auf *große Züge kalter Getränke*. Immer tut ein *kühler Umschlag* gut. Die Bewegung aus der Ruhe heraus schmerzt, aber ein *leichtes Auf- und Abgehen* lindert. Deshalb rutschen Sie bei Gehunfähigkeit im Bett hin und her. Auch der Hexenschuss, das steife Kreuz, die entzündeten Sehnen der Radler, Skiläufer, Bergsteiger und deren eventuelle Sonnenverbrennungen weisen die gleichen verbessernden und verschlechternden Umstände auf. Rhus tox hilft zu jeder Jahreszeit, für alle Ebenen, für Höhen und für Tiefen!

Natrium carbonicum D12
häufiges Umknicken
1 Gabe 2 x täglich

Eine einfach bewährte Arznei ist unser Natrium carbonicum, wenn das Umknicken in den Knöcheln *chronisch* wiederkehrt. Überflüssig zu erwähnen, dass Sie das Gelenk entsprechend bandagieren.

Zusammenfassung

Wandern im Gebirge

Arnica D30 steter Begleiter für Verletzungen, Überanstrengung, Erschöpfung, Sonnenbrand	bei Bedarf
Cantharis D30 Blasenlaufen, brennend	bei Bedarf
Allium cepa D3 Blasenlaufen, stechend	alle 10 Minuten
Rhus tox D30 Überanstrengung, Verstauchung, Zerrung	bei Bedarf
Natrium carbonicum D12 häufiges, chronisch wiederkehrendes Umknicken	2 x täglich

Zeckenbiss

Der Biss wird zu einer steigenden Plage und löst Hysterie wegen eventueller Hirnhautentzündung aus. Ich selbst habe viele Zecken entfernt, jedoch die Injektion, die Lähmung und unerträgliche Neuralgien der Beine nach sich ziehen kann, abgelehnt. Die Häufigkeit der Borreliose oder der Hirnhautentzündung steht in keinem Vergleich zu den auftretenden Nebenwirkungen einer Impfung.

Ledum D4
Folge von Stich
1 Gabe stündlich

Der Biss der Zecke ist eher als Stich zu verstehen. Als dessen Folge verfügen wir über Ledum als Verletzungsarznei, nach der Sie reichlich greifen dürfen.

Lachesis D12
dunkelrot entzündet
1 Gabe 2 x täglich

Andere Zeckenbisse sah ich erst später, als sie bereits *dunkelrot* geschwollen waren. Nach der Entfernung gab ich Lachesis. Auch alle anderen Stiche, die diese dunkelrote bis blaurote Farbe annehmen, bedürfen dieser Arznei, um eine Blutvergiftung zu vermeiden.

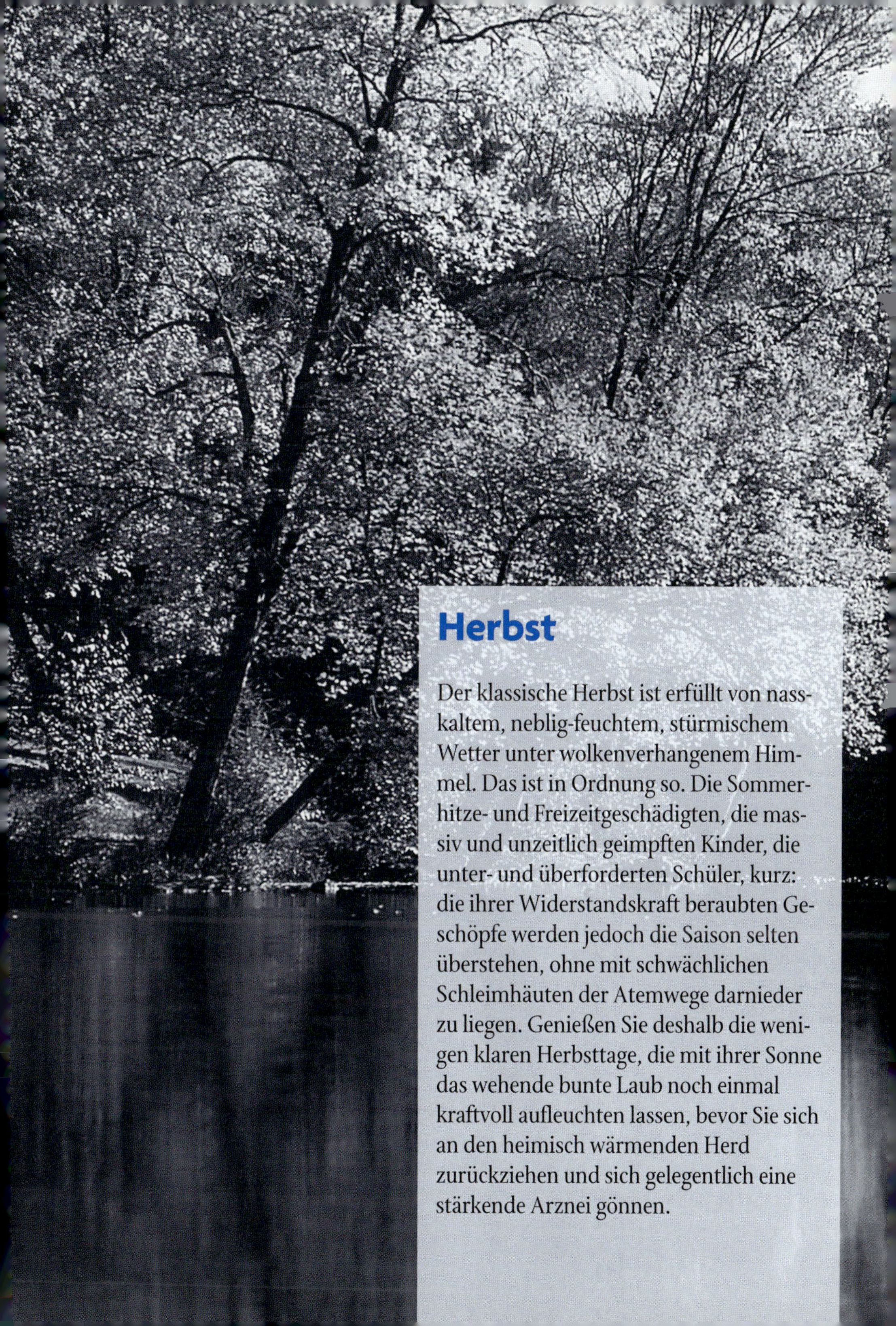

Herbst

Der klassische Herbst ist erfüllt von nasskaltem, neblig-feuchtem, stürmischem Wetter unter wolkenverhangenem Himmel. Das ist in Ordnung so. Die Sommerhitze- und Freizeitgeschädigten, die massiv und unzeitlich geimpften Kinder, die unter- und überforderten Schüler, kurz: die ihrer Widerstandskraft beraubten Geschöpfe werden jedoch die Saison selten überstehen, ohne mit schwächlichen Schleimhäuten der Atemwege darnieder zu liegen. Genießen Sie deshalb die wenigen klaren Herbsttage, die mit ihrer Sonne das wehende bunte Laub noch einmal kraftvoll aufleuchten lassen, bevor Sie sich an den heimisch wärmenden Herd zurückziehen und sich gelegentlich eine stärkende Arznei gönnen.

Wetterbedingte Beschwerden

Gewitter

Gewitter ist – ähnlich wie Sturm – ein eindrucksvolles Naturschauspiel. Staunend sind wir eingebunden oder besetzt von Angst oder gestraft mit Leid. Die äußere sichtbare Welt wirkt tief in uns als Mikrokosmos. Das ist ein Gesetz. Wer sich dem Eingebundensein verweigert, wird an seiner Not erkennen, inwieweit er sich vom Schöpfungsgedanken entfernt hat.

- **Angst**

Es sind vor allem unsere Kinder, die vor einem Gewitter aus den verschiedensten Gründen Angst äußern: Der Donner, der Blitz als Bedrohung, als Lärmbelastung, als Feuerquelle oder als blanke Gewalt empfunden. Und nichts ist schöner, als sich in Mutters Schoß zu verkriechen. Welch wunderbare Symbolik!

Phosphorus D30
existenziell
1 Gabe in Wasser

Mit zunehmenden Jahren kristallisiert sich jedoch eine grundsätzlich ängstliche Person heraus, für welche die *Spannung* der Lüfte eine besonders *existenzielle* Einbuße bedeutet. Schon vorher, aber noch stärker während eines Gewitters fühlt sie die elektrischen Gegenpole *in den Nerven*, wie sie sich auftürmen und entladen. Allumfassende Angst drängt sie zu merkwürdigen Vorkehrungen: Alle Rollläden klappt sie über Fenster und Außentüren, verkriecht sich bibbernd in eine dunkle Ecke oder kriecht *trostsuchend* ins Bett, an dem sie sich festklammert, als würde sie sich augenblicklich auflösen. Phosphorus wird zwar das nervende Wühlen der Angst mindern, aber Trost wird sie weiterhin suchen.

- **Asthma**

Silicea D12
vorher
1 Gabe 2 x täglich

Was es wohl bedeuten mag, dass ein Gewitter mir den Atem raubt? Ist es vielleicht der tosende Bewegungsrhythmus der Natur, der meiner starren Gefühlswelt Zeichen von verbindender Lebendigkeit nahelegen möchte? Oder einfach aufwühlt, was verebbte? Gefühle, die ich rasch wieder dahin zurückdränge, wo ich ihnen Platz anwies. Aber die Seele lässt sich nicht betrügen. Auf tausendfältigen Umwegen verlangt sie ihr Recht. Wie bei diesem *schüchternen*, äußerlich und innerlich *geordneten*, eigensinnigen und *gefälligen* Menschen. Friedfertig sträubt er sich schon bei *nahendem* Gewitter gegen jegliche Spannung, worauf sich sein Asthma bis zur atemberaubenden Attacke steigert. Für ihn trägt Silicea, regelmäßig und lange genug eingenommen, das Geheimnis einer möglichen Heilung in sich.

Sepia D12
während
1 Gabe 2 x täglich

Es gibt vor allem weibliche Wesen, deren Asthma sich *während* dieser atmosphärischen Energieentladung zum Anfall steigert. Hinter solchem Prozess verbirgt sich ein Mensch, dessen Gemüt sich bei Naturereignissen – auch menschlichen Ursprungs – unvorhersehbar verändert: entweder zum *ängstlichen Verstimmtsein* hin oder zu einer *unbeschreiblichen Faszination* vor der Einzigartigkeit des Schauspiels. Im Grunde ein theatralischer Mensch von *feinsinniger* Intelligenz, der seinen kontrollierten Gefühlswallungen unbewusst im unkontrollierbaren Asthmaanfall Ausdruck verleiht. Sepia eröffnet ihm die Quelle natürlich fließender Gefühle.

- **Rheuma**

Rhododendron D30
Vorwetterfühligkeit
1 Gabe bei Bedarf

Föhniges, gewittriges, windiges, stürmisches Wetter und Wetterwechsel sind die arzneiliche Domäne des Rhododendron. Menschen, die seiner bedürfen, nennen wir „wandelndes Barometer". Sie fühlen

Zusammenfassung

Gewitter

Phosphorus D30 Gewitterangst; existenziell; besser Dunkelheit, Trost	in Wasser
Silicea D12 Asthma vor Gewitter schlimmer	2 x täglich
Sepia D12 Asthma während Gewitter schlimmer	2 x täglich
Rhododendron D30 Vorwetterfühligkeit; Rheuma der kleinen Gelenke; besser Bewegung	bei Bedarf

im Voraus die elektrische Spannung als kribbelnde Nervenschmerzen in den Zähnen, als Rheuma in den kleinen Gelenken. Sie laufen auf und ab und studieren das Barometer, dessen Schwankungen sie bis zur Arzneieinnahme unterliegen.

Nasskaltes Herbstwetter

(→ *Frühling/Wetterwechsel, Herbst/Wetterwechsel, Winter/Kälte/nasskalt)*

Ein Optimist ist ein Mensch, der sich den Herbst Blätter fallend, von letzter Sonnenkraft durchdrängt oder von mystischem Nebel verhangen vorstellt. Der Pessimist betrachtet vor seinem getrübten Auge die nasse Kälte als klassischen Herbst. Lauschen wir beiden. Und gestehen dem Schwarzseher sein Recht zu, denn seine Vorstellung verwandelt sich allzu oft in wahres körperliches Leid.

• Blasenreiz

Dulcamara D30
krampfhaft
1 Gabe bei Bedarf

Für jeden Menschen, der sich bei *feuchten, kühlen* Lüften die Blase *unterkühlt*, halten Sie Dulcamara bereit. Bereits ein kühler Stuhl reicht aus, um einen Reiz mit *krampfhafter* Entleerung heraufzubeschwören. Wenn Sie ihn vor kriechender Kälte nicht mit drei Lagen Unterwäsche eindringlich schützen, wird sich eine Entzündung mit dickem, eitrigem Schleim entwickeln, mit der er ohne Arznei lange zu kämpfen hat.

• Erkältungshusten

Aconitum D30
immer zu Beginn
1 Gabe bei Bedarf

Jede Erkältung oder Entzündung bedarf schon *zu Beginn* Aconitum, insbesondere wenn sie *plötzlich*, ungeahnt auftritt. Damit vermeiden Sie rasches, tief greifendes Fortschreiten der Erkrankung. Leider vergessen wir bei vielen Störungen, bereits den Beginn zu erfassen und rechtzeitig zu behandeln. Wie viel Leid könnten wir uns durch angewandte Beobachtung und schnell folgende Arzneigabe ersparen.

Belladonna D30
vor Mitternacht
1 Gabe bei Bedarf

Der *trockene*, tief böllernde Bellhusten, der uns nach dem *Niederlegen* ins Bett ereilt mit Verschlimmerung gegen Mitternacht, mit Schweiß und Verlangen nach *Wärme,* verlangt nach Belladonna. Sie können die Gabe am folgenden Tag bedarfsweise wiederholen.

Zusammenfassung

Erkältungshusten bei nasskaltem Wetter

Aconitum D30 plötzlicher Beginn; immer zu Beginn einnehmen; besser Kühle	bei Bedarf
Belladonna D30 Böllerhusten; schlimmer beim Niederlegen, vor Mitternacht; besser Wärme	bei Bedarf

• Herbstbronchitis, chronisch

Marum verum D6
Polypen
1 Gabe 3 x täglich

Wenn die *nasse Kälte des Herbstes* naht, Husten und Auswurf den Bronchitiker vermehrt plagen, dann hat sich Marum verum sehr bewährt. Die Bronchitis hat oft eine *asthmaähnliche* Komponente und die Nase ist voller *Polypen*.

Grindelia D4
Emphysem
1 Gabe 3 x täglich

Vier bis sechs Wochen nach der Behandlung mit *Marum verum* lassen Sie diese Herbstarznei folgen, deren Bedürftiger ebenso mit *Asthma,* mit *Emphysem* und *Erstickungshusten* geplagt ist. Sie heißt Grindelia. Wenn das nasskalte Wetter über den Herbst hin andauert, was es mehr und mehr den Anschein hat, dann verfolgen Sie die Behandlung mit beiden, alle 4 Wochen im Wechsel, bis sich der Winter mit klirrender Kälte einstellt.

Zusammenfassung

chronische Herbstbronchitis

Marum verum D6 asthmaähnliche Bronchitis, Polypen	3 x täglich
Grindelia D4 Asthma, Emphysem, Erstickungshusten	3 x täglich

• Rheuma

Rhus tox D6
wie zerschlagen
1 Gabe 3 x täglich

Nasskaltes Wetter bei entsprechend verminderter Abwehrlage ist die häufigste mittelbare Auslösung rheumatischer Schmerzen. Dieser traurige, besorgte Wettergeplagte ist unruhig, *wie zerschlagen*. Seine Unruhe zwingt ihn zu fortwährender Bewegung, die sich jedoch nur in *ständigem Lagewechsel* ausdrücken kann. Ein *warmes* Rheumabad und Rhus tox werden allmählich Beweglichkeit mit innerer Ruhe über ihn bringen.

Thuja D12
Knie knicken ein
1 Gabe 2 x täglich

Es sind durchweg *fröstelige* Menschen, die unter der unfreundlichen, *nassen Kälte* des Herbstes leiden. Meist lagern sie die Feuchtigkeit in ihr Gewebe ein, was sie noch schwergängiger macht. Aber die Gelenke sind ausgetrocknet, scharren, krachen, knacken bei Bewegung. Dieser Mensch *knickt* beim Gehen *ein*, während er selbst das Gefühl hat, seine Beine seien *zerbrechlich wie Glas* oder *schwer wie Holz*. Er braucht Thuja als Haltgeber für seine schwächliche Verfassung.

Dulcamara D6
Umhergehen besser
1 Gabe 3 x täglich

Nicht nur der *feuchte* Herbst, sondern alles, was *kalt* ist oder kälter wird, als es eben noch war, wie *kühle Nächte* auf heiße Sommertage, selbst ein kalter Stuhl verursacht *Unterkühlung*, die ihrerseits zur verschlimmernden Auslösung seines Rheumas, seines Asthmas, seines Ekzems, seiner Durchfälle, seiner Blasenentzündung wird. Leichtes Umhergehen lindert seine Beschwerden, und wie bei den Vorgenannten gibt allein die *warme, trockene* Umgebung exotischer Länder und Dulcamara das nötige Gefühl wohliger Geborgenheit.

Zusammenfassung

Rheuma bei nasskaltem Wetter

Rhus tox D6 wie zerschlagen; besser leichte Bewegung, heiße Bäder	3 x täglich
Thuja D12 Knie knicken ein, Beine schwer wie Holz, zerbrechlich wie Glas	2 x täglich
Dulcamara D6 durch Unterkühlung jeglicher Art; besser Umhergehen, äußere Wärme	3 x täglich

- **Schnupfen**

(→ Frühling/Wetterwechsel/Heuschnupfen, Sommer/Heuschnupfen)

Nicht nur den Herbstschnupfen unterscheiden wir an seinen wichtigsten Eigenschaften, sondern wir tun das mit jedem Schnupfen:

- **Art des Sekrets:** trocken, flüssig, zäh, weiß, gelb, grün, wund machend, mild
- **Ort der Verschlimmerung:** drinnen, draußen, in der Wärme, in der Kühle
- **Zeit der Verschlimmerung:** tags, nachts, morgens, nachmittags, abends

Allium cepa D3
Fließschnupfen, draußen besser
1 Gabe stündlich

Die Nase *fließt* wie Wasser aus dem Hahn, Sie kommen mit dem Schnäuzen nicht mehr nach. Viele Erkältungsarten beginnen mit diesem klassischen Fließschnupfen. Der Fluss verschlimmert sich *im Warmen* und stockt im Kühlen. Allium cepa verändert das Sekret gewöhnlich in einem Tag und leert die anschließende zähe Sekretion.

Arsenicum album D6
Fließschnupfen, Wärme besser
1 Gabe stündlich

Der gleiche *Fließschnupfen* mit Verschlimmerung *im Kühlen* und Linderung in der *Wärme* braucht Arsenicum album. Die Nase ist wund und rot, das Gesicht eher blass.

Dulcamara D6
stockt draußen
1 Gabe 3 x täglich

Wenn der Schnupfen stockt, werden Befinden und Arzneiwahl schwieriger. Was fließt, steht der Lebendigkeit näher! Jetzt fließt im Zimmer noch *milder,* reichlich dicker, *gelber* Schleim, *draußen* aber und *nachts verstopft* die Nase. Allmählich bilden die Schleimhäute *blutige* Krusten. Sorgen Sie für Wärme im Raum, für Dulcamara, und vergessen Sie nicht, immer leicht in Bewegung zu bleiben. Auch nachts? Wenn's nicht chronisch werden soll ...

Natrium sulfuricum D12
dick, gelb
1 Gabe 2 x täglich

Nun wird der dicke Nasenschleim *gelb,* fließt zäh, *salzig* schmeckend den Rachen runter und *verstopft* die Stirnhöhlen, die Sie mit leichtem *Gegendruck* der Finger vergebens zu leeren versuchen. Wie wär's mit einer Prise Natrium sulfuricum?

Thuja D6
dick, grün
1 Gabe 3 x täglich

Dicker, *grüner,* eitriger, manchmal *blutiger* Schleim versteckt sich in *trockenen* Nasenhöhlen, drückt an der *Nasenwurzel* und neigt dazu, sich *chronisch* einzurichten. Alles wird schlimmer ab nachmittags um etwa *16 Uhr*, in der *Bettwärme* und *nachts bis* etwa *4 Uhr* morgens. Danach schlafen Sie tief ein, und nur Thuja wird Sie frühzeitiger wieder aus dem Bett holen.

Ammonium carbonicum D4

dick, wund; kleine Kinder, alte Menschen

1 Gabe 3 x täglich

Bei Säuglingen, Kleinkindern und alten Menschen beobachten wir einen *chronisch* wiederkehrenden Schnupfen mit *brennendem, wund* machendem Schleim, der die Nase vor allem *nachts verstopft* und dadurch die *Atmung* geräuschvoll *behindert*. Insgesamt verschlimmert sich die Lage *abends* und noch übler *zwischen 3 und 4 Uhr morgens*, wo Sie eine Gabe Ammonium carbonicum zusätzlich wagen dürfen. Notfalls alle 10 Minuten, besonders, wenn sich eine absteigende Bronchitis nicht verhindern lässt.

Zusammenfassung

Schnupfen bei nasskaltem Herbstwetter

Allium cepa D3 Fließschnupfen; frische Luft besser	stündlich
Arsenicum album D6 Fließschnupfen; Wärme besser	stündlich
Dulcamara D6 stockt draußen, nachts, fließt drinnen mild; dicker, gelber, eitriger Schleim, blutige Krusten	3 x täglich
Natrium sulfuricum D12 dicker, gelber, salzig schmeckender Schleim; fließt zäh den Rachen runter; Stirnhöhlen verstopft	2 x täglich
Thuja D6 dicker, grüner Schleim, auch blutig, eitrig; drückende Nasenwurzel; schlimmer Bettwärme, nachts, 16 bis 4 Uhr; chronische Neigung	3 x täglich
Ammonium carbonicum D4 kleine Kinder, ältere Menschen; dick, brennend, wund machend, blutig; verstopft nachts; schlimmer abends, 3 bis 4 Uhr morgens; chronische Neigung	3 x täglich

Nebel

- **Asthma**

Ob blasse, *fröstelnde* Kinder oder Erwachsene – wenn der *kalte Nebel* des Herbstes auf die Laune drückt und in der Folge ein *feuchtes* Asthma beginnt oder die *rasselnde* Atmung sich verschlimmert, dann sollten Sie den Patienten mit reichlich *wärmender* Aufmerksamkeit Natrium sulfuricum zustecken, denn das Bett allein wird ihren Frost nicht erwärmen.

Natrium sulfuricum D12
feucht, rasselnd
1 Gabe 2 x täglich

Krampfartige, *spastische* Atmung mit ausgesprochener *Trockenheit* im Rachen bei oder im Nebel erlaubt uns, an Hypericum zu denken. Luftschnappend beugen Sie Ihren *Kopf nach hinten*, bis sich erleichternder Auswurf und reichliches Schwitzen einstellt. Forschen Sie nach, ob der Beginn Ihres Asthmas eventuell nach einem *Unfall* aufgetreten ist.

Hypericum D12
trocken, krampfartig
1 Gabe 2 x täglich

- **Bronchitis**

Jede Erkältung in dieser Jahreszeit, besonders bei *kaltem* Nebel, schlägt Ihnen auf die schwachen Bronchien. Dort hinterlässt sie einen lockeren, *rasselnden* Husten mit *grünem*, dickem, *fadenziehendem* Auswurf. Am schlimmsten *zwischen 4 und 5 Uhr* morgens. Ein deftiger Schmerz zieht durch Ihre *linke untere* Brustseite. Er zwingt Sie zum *Aufsitzen* und zum *Festhalten* Ihres Brustkorbs mit beiden Händen. Dazwischen lutschen Sie Natrium sulfuricum und *atmen tief* und lang. Dann wird die nächste Erkältung auf sich warten lassen.

Natrium sulfuricum D12
locker, rasselnd
1 Gabe bei Bedarf

- **Neuralgie**

In feuchten Gegenden, bei Wetterwechsel zu feucht, bei nasskaltem Wetter und bei Nebel friert dieser bedauernswerte Mensch bis auf die Knochen. Ein *eisiges Kältegefühl*, das *durch nichts zu lindern* ist, kriecht wie ein Frost bis in die tiefsten Schichten des Körpers. Und zwar täglich zur *gleichen* Stunde, vorzugsweise am späten Nachmittag. Dann spürt er sein *Gliederrheuma*, seinen rechten *Trigeminus* oder *Zahnschmerz* und ganz besonders sein *Fersenbein*, von dem aus ein in-

Aranea diadema D12
Frost
1 Gabe 2 x täglich

tensiver neuralgischer Schmerz geradewegs *nach oben* zieht. Eine Zigarette hat ihm stets Linderung verschafft. Jetzt nimmt er Aranea diadema und raucht genüsslich ein Zigärrchen. So Männer, so Frauen!

- **Rheuma**

Natrium sulfuricum D12
kalter Nebel, feuchte Wärme
1 Gabe 2 x täglich

Bei diesem Menschen ist es eher der *kalte Nebel* des Herbstes, die Feuchtigkeit von *Binnenseen*, die sein Rheuma, sein Asthma, sein Ekzem und seine Leber- und Darmbeschwerden ungünstig beeinflussen. Da ihn selbst das Bett nicht aufwärmt, sollte er auswandern oder Natrium sulfuricum einnehmen, um sich und seine rheumatische Anlage zu besänftigen. Selbst dann mag er sich schützen vor *feuchtwarmen* Meeresgegenden und vor Sumpfgebieten.

Zusammenfassung

Nebel

Natrium sulfuricum D12 Asthma, feucht, rasselnd; Frost, wird selbst im Bett nicht warm; Bronchitis, locker, rasselnd; Schmerz linke untere Brustseite, hält sie beim Husten fest; grüner, fadenziehender Auswurf; schlimmer 4 bis 5 Uhr morgens; Rheuma durch kalten Nebel, feuchte Wärme; v. a. linke Hüfte, steife Knie; besser Gegendruck, häufiger Lagewechsel	2 x täglich
Hypericum D12 Asthma, trocken, krampfartig; besser Kopf zurückbeugen, reichlich Auswurf und Schweiß	2 x täglich
Aranea diadema D12 Neuralgie bei Feuchtigkeit, Nebel, nasskaltem Wetter, Wetterwechsel; Frost, eisiges Kältegefühl, Fersenbeinschmerz; periodisch; besser Tabak rauchen	2 x täglich

Sturm

(→ Sommer/Wind)

Dieser Mensch ist das *wandelnde Barometer*. Er sagt Ihnen jede *Luftdruckveränderung* ein bis zwei Tage voraus. Vor Regen, Wind, Sturm, Gewitter *(→ Herbst/Gewitter/Rheuma)* und bei Föhn *(→ Frühling/Föhn)* leidet er unter existenzbedrohlichen *Kopfschmerzen* bis in die *Zähne*, unter steifen, *rot geschwollenen* Gelenken, mit *reißenden*, durchschießenden Schmerzen in den *Knochenhäuten* und in den *Gichtknötchen*. Sobald sich die *elektrischen* Wetterspannungen durch Eintreffen der Wetterfront, durch *beginnenden Regen* verzogen haben, atmet er erleichtert auf. Wir empfehlen ihm, Rhododendron stets mit sich zu führen, *Kühlendes* aufzulegen und leichte *Bewegungen* auszuführen.

Rhododendron D30
Nervenziehen vorher
1 Gabe bei Bedarf

Unterkühlt oder durchnässt von Regen oder Schweiß oder erkältet durch kalte, stürmische Luft im nasskalten Herbst, immer wird dieser Leidende im Rücken sich *wie zerschlagen* fühlen, wird seinen *schweren* Kopf spüren, als sei beim Gehen sein Gehirn locker und schlüge gegen die Schädeldecke. Er wird sich nach einem *heißen* Bad sehnen, nach Ruhe dürsten. Schmerzen aber zwingen ihn zur *ständigen Änderung seiner* gegenwärtigen *Lage*. Ob Rhus tox ihm dabei helfen wird, seinen Platz zu finden, seinen *Durst* zu zähmen, seine stete geistige oder körperliche *Selbstüberforderung* – oder beides – in Grenzen zu halten? Oh, ja. Mit Rhus tox gelingt es!

Rhus tox D30
Erkältung, Kopfweh
1 Gabe bei Bedarf

Kalte, stürmische Herbstluft genauso wie ein kühles Windchen abends nach einem wärmeren Tag setzen – je nach Abwehrschwäche – bei dieser *schwer beweglichen*, rundlichen, *frostigen* Person katarrhalische oder rheumatische Prozesse in Gang. Da heißt es, sich von unten her gut schützen, für häusliche *trockene* Heizungswärme sorgen, sich immer ein wenig *bewegen* und notfalls Dulcamara bereithalten!

Dulcamara D30
Erkältung, Blasenreiz, Rheuma
1 Gabe bei Bedarf

Bei bestehender rheumatischer Anlage bedarf es nur eines stürmischen Wetters, um bei diesem Menschen *wandernde, stechende* Gelenkschmerzen auszulösen. Gleichzeitig *klopft* sein Herz, es pocht,

Kalmia D4
Herzklopfen, wanderndes Rheuma
1 Gabe stündlich

flattert, *sticht* atemraubend bis in den Rücken, in die Schulterblätter. Solchen „Herzrheumatikern" reichen wir gern unsere besänftigende Kalmia.

Zusammenfassung

Herbststürme

Rhododendron D30 Nervenziehen vor Sturm; Zähne, Unterarme, Beine; besser leichte Kühle, leichte Bewegung	bei Bedarf
Rhus tox D30 Erkältung, Kopfweh	bei Bedarf
Dulcamara D30 Erkältung, Blasenreiz, Rheuma	bei Bedarf
Kalmia D4 Herzklopfen, Rheuma	stündlich

Trübwetterdepression („Winterdepression")

Natrium muriaticum D30
still, zurückgezogen
1 Gabe 1 x täglich

Diese Person erleben wir bei beiden Geschlechtern in einer ängstlichen, *in sich gekehrten* Depression, in den Zuständen des Enttäuschtseins, des Gekränktseins, die sie besonders unter trübem Himmel nicht *vergessen* kann. Wir erleben sie in ihren Bedürfnissen nach Nähe, nach Zuwendung im Seelisch-Geistigen wie im Körperlich-Sexuellen, in ihrem Bedürfnis nach mehr Entfaltung in der *Beziehung zum DU*, dessen Schicksal, dessen Maß oder Maßlosigkeit, dessen Haltung oder Haltlosigkeit zum Beginn eines Erkrankungsprozesses wurde. *Seit jener Kränkung ist diese Person krank.* Sie hängt am Geschehen des Vergangenen, das die Erfüllung der Sehnsüchte verhinderte, ihr das Salz und die Würze des Lebens zerfraß. Das waren Enttäuschungen, die den Selbsttäuschungen folgten, das waren Demütigungen, die der Demut folgten, das waren Kümmernisse, die das Verkümmern bewirkten. Niemals vergessend, trägt sie das Wasser auf das alte Mühlrad, bis sie, völlig ausgelaugt, nicht mal mehr weinen kann. So erleben wir die ewig adoleszente Person, leicht reizbar, trostlos, gleichgültig gegenüber den Rhythmen der Natur, aber nach Sonne und Erleuchtung lechzend, teilnahmslos, gleichgültig, melancholisch *während Trübwetter*, hoffnungslos besorgt um sich selbst, in der Menge seufzend, in der Stille weinend. So erleben wir aber auch mit Natrium muriaticum, wie sie ihre Verlassenheit, ihre Trostlosigkeit, ihre Einsamkeit und ihr Selbstmitleid verlässt zu Gunsten eines lichteren Lebensmaßes.

Sepia D30
seufzt, klagt
1 Gabe 1 x täglich

Begegnen wir einer äußerlich wässrigen, *weichen*, zerfließenden, innerlich aber *derben* Person eher weiblicher Natur. Ständig ist sie im Begriff, ein Opfer zu suchen, stets auf dem Sprung, ihre Seele zu verschleiern, sich ins Dunkel der Nacht oder der Melancholie zurückzuziehen, in der sie dennoch auf der Lauer liegt und Kontrolle ausübt. Ein ganzes, langes Schicksal liegt hinter ihr, das in der *Entwürdigung* des *weiblichen Anteils* ihrer *Seele* gipfelte. Nun rächt sie sich, veräußert ihren Schmerz, entfernt sich ihrem Selbst, wird leicht männlich mit breiten Schultern, schlankem Becken und sucht männliche Opfer. Pflichtbewusst hat sie sich abgeschafft bis zum Wrack. So gern würde sie mal Ferien machen, um endlich von ihrer Familie, für die sie sich aufopfert, von ihrer düsteren Maskierung, vom *trüb verhangenen Himmel* befreit zu sein. Enttäuscht, verzweifelt, hilflos klagend, alle hätten sie und die Sonne verlassen, wird sie zunehmend apathischer. Gleichgültig depressiv gegen sich, Haus, Familie, gegen alle und alles. Vor allem die Frau. Und der männliche Vertreter? Ist nicht auch seine weibliche *Anima*, der weibliche Anteil der Seele, durch moralisch-religiöse, unmoralisch-soziale Erziehung *entwürdigt*, verdrängt und letztlich verbannt worden? Auf dass er sich zum einsamen, liebesunfähigen und depressiv gleichgültigen Single, Ehemann oder Familienvater abkehrte? – Beiden Ausprägungen des Geschlechts wird Sepia den Anstoß zur Kehrtwende schenken, um endlich so zu werden, wie sie vom Schöpfer gedacht wurden: exzessiv leidenschaftliche, berauschende und stets würdevolle Liebende im Denken, Fühlen und Handeln.

Ammonium carbonicum D30
ruhig, apathisch
1 Gabe 1 x täglich

Eine eher rundliche, blass, *unreinlich* und *erschöpft* aussehende Frau mit *wässrig* gestautem Gewebe vervollständigt das Trio des Trübsinns unter trüber Wolkenwand. Alles *greift* sie *an:* die kleinste alltägliche Verrichtung, Reden oder Zuhören. Weshalb sie den Alltag lieber einsam, sitzend oder im aufgewärmten Bett verbringt. Alles ist *Angriff:* Bewegung, Begegnung, Berührung. Alles ist *schwach:* der vergessliche Geist, das weinerliche Gemüt, die reißenden Knochen, die *durchfällig* begleitete Vorperiode, das entgleiste Herz, die *leicht erkälteten* Atemwege aufgrund Ihrer Überempfindlichkeit gegen *kalte* Luft, sodass wir sie klagend, jammernd und *erstickend giemen* hören. Sie gehört zu jenen Menschen, die infolge ihrer mangelnden Lebenskraft unserer Zuwendung, unseres Mitgefühls und des Ammonium carbonicum bedürfen.

Zusammenfassung

Trübwetterdepression

Natrium muriaticum D30 still, zurückgezogen	1 x täglich
Sepia D30 seufzt, klagt	1 x täglich
Ammonium carbonicum D30 ruhig, apathisch schwach	1 x täglich

Wetterwechsel

(→ Frühling/Wetterwechsel)

- **Zu feucht**

Dulcamara D30
Erkältung, steife Hüften, Hexenschuss
1 Gabe 1 x täglich

Ein zur *Wassereinlagerung* neigender Mensch wie dieser wird mit äußerer *Feuchtigkeit* schwerlich umgehen können. Er fürchtet sie mit jeder Faser, genauso wie die Berührung mit inneren feuchten, warmen Elementen einer oder seiner Seele. Neben Dulcamara braucht er *Stabilität*: drinnen wie im Wetter. Seien es Wetterwechsel zu feucht oder – wie in Bergen und in der Wüste üblich – kalte Nächte, die auf heiße Tage folgen. In diesem Sinne sind für Berufe wie Metzger, Kneiper, Biologielaboranten die Gänge zwischen trockenem Verkaufs- oder Arbeitsraum und feuchtem Kühlhaus reines Gift. Ihr Pensionsalter werden sie wahrscheinlich im stabilen Süden verbringen.

- **Zu trocken**

Als Ausdruck spielerischer Schöpfernatur geschieht diesem frostigen, *trockenen* Menschen gerade umgekehrt: Trockene, kalte Lüfte sind ihm ein wahrer Horror. Schnupfen mit reichlich *eitrigem* Schleim, *heisere* Stimme und *quälender* Husten tummeln sich folglich in seinen anfälligen Atemwegen. Leicht reizbar, heftig schimpfend oder *zornig* brüllend, hüllt er sich *samt Kopf* in wärmende Watte. Reichen Sie ihm Hepar sulfuris in einem friedlich feuchten Augenblick!

Hepar sulfuris D30
Erkältung, Bronchitis, Asthma
1 Gabe 1 x täglich

Wetterwechsel im Herbst

Zusammenfassung

Dulcamara D30 Wechsel zu feucht; Erkältung, steife Lenden, Hexenschuss; besser bei stabilem Wetter	1 x täglich
Hepar sulfuris D30 Wechsel zu trocken; Erkältung, Bronchitis, Asthma; besser bei feuchtem Wetter	1 x täglich

Zugluft

Ein zum Zorn neigender, *blasser* Mensch wie dieser *trockene,* frostige Zeitgenosse verabscheut äußere Anreize. Seien es anregende Eindrücke, menschlich Erregendes oder die geringste Zugluft. Wann immer sich ein Teil seines Körpers *entblößt,* erkaltet, ja selbst bei wenig saftigem, *kaltem* Essen holt er sich einen dick-*eitrigen* Schnupfen, seine Stimme belegt sich, und ein erstickender, *locker rasselnder* Husten krächzt durch befeuchtete Hallen. Zur Vorsicht nimmt er Hepar sulfuris, stülpt sich die Schlafmütze von Spitzwegs ‚armem Poeten' um, wickelt einen dicken Schal um den Hals und inhaliert – richtig! – reichlich mit Emser Salz.

Hepar sulfuris D30
blass, erkältet sich
1 Gabe bei Bedarf

Bei diesem eher friedlichen, *liebenswürdigen, roten* Menschen bedarf es nicht mehr als einer *Entblößung* des Kopfes oder des entblößenden Besuches bei einem *Frisör,* um sich zu erkälten. Schnell und plötzlich fiebrig, puterroten, *schweißtriefenden* Gesichtes, *glänzenden* Auges dampft er, *zugedeckt* bis zum Hals, in seinem Bett dahin, bis ihn Belladonna ebenso plötzlich erlöst.

Belladonna D30
rot, erkältet sich
1 Gabe bei Bedarf

Silicea D12
muss niesen, schließt Fenster
1 Gabe 2 x täglich

Sie erleben diesen *zarten, milden*, schüchternen, *eigenwilligen*, aber auch *fügsamen* Menschen immer *zittrig frierend*. So, als nähmen Sie ihn am liebsten herzwärmend in den Arm, was aber nicht so recht gelingen mag. Die geringste Zugluft an *nasskalten* Tagen, die seinen entblößten Knöchel oder seinen *feingliedrigen* Nacken steift, löst zumindest einen *Niesanfall* aus, wenn sich nichts Schlimmeres in den Atemwegen einnistet. Achten Sie darauf, dass zu Hause und im Auto zu jeder Jahreszeit die Fenster geschlossen sind, dass er wachend oder schlafend seinem Kopf eine *Wollmütze* überstülpt und er sich regelmäßig, gewissenhaft und geduldig sein Silicea gönnt.

Nux vomica D30
muss niesen, öffnet Fenster
1 Gabe bei Bedarf

Im Gegensatz zur obigen Ausprägung braucht dieser eher *reizbare*, frostige Mensch immer ein *geöffnetes* Fenster, um seinen Lufthunger zu *stillen*. Paradoxerweise platzt dabei ein *Niesanfall* aus ihm heraus, der ihn instinktiv zu weiterem Hinaushängen seines Kopfes veranlasst. Ein Teufelskreis, der sich in den Luftwegen verankert oder alternativ zu Nux vomica führt.

Zusammenfassung

Zugluft

Hepar sulfuris D30 blass, schwache Atemwege; erkältet sich, eitriger Schnupfen, Heiserkeit, Erstickungshusten; besser Wärme überall, Feuchtigkeit	bei Bedarf
Belladonna D30 rot, erkältet sich, vor allem durch Entblößung des Kopfes	bei Bedarf
Silicea D12 muss niesen, schließt Fenster besser Wärme überall, bevorzugt aber kaltes Essen und Trinken, Feuchtigkeit	2 x täglich
Nux vomica D30 muss niesen, öffnet Fenster	bei Bedarf

Jahreszeitlich bedingte Beschwerden

Schulbeginn

(→ „Enders' Homöopathie für Kinder", siehe Literatur S. 143)

Trennung ist ein natürlicher Begleiter des Lebens. Vielleicht ist der erste Schultag im beginnenden Herbst niederrangiger als eventuell Geburt und erster Kindergartentag. Trotzdem erleben Sie ihn und Ihr Kind, als durchtrenne man schon wieder mal die Nabelschnur. Symbolisch, versteht sich! Verbunden mit hohen Erwartungen, mit Neugierde auf Abenteuer oder mit Furcht vor Neuem, mit Angst, verlassen zu werden, vor Alleinsein. Mischen wir uns dazwischen als Elternteil, als Lehrerin. Erleben wir gemeinsam unsere gängigsten unglücklichen Ersttagswesen mit Sehnsucht nach Zuhause, mit Heimweh nach der Hülle des Schoßes.

Ignatia D30
widersprüchlich
1 Gabe bei Bedarf

Hinter so mancher allzu umsorgenden Mutter entdecken Sie ein junges, Ignatia bedürftiges Fräulein mit dem Zeigefinger im Mund, das, wie aus ihrer Schutzhülle gerissen, um sich schaut. Sie ist *zart, blond*, ihre Bewegungen wirken *geckig*. Unruhig, *ängstlich* schaut sie immer wieder zur Mutter hoch, die ein haschendes *Lächeln hinter stillen Tränen* erntet. Eigentlich *weiß* sie *nie* so recht, *was sie will*. Händchen halten oder nicht. Küsschen oder nicht. „Ach", seufzt sie wehmütig, und dabei bleibt es. Trostlutscher wehrt sie mit schnippiger Gebärde der linken Schulter ab. Kaum *verlassen*, mitten im Spiel, wird sie von *Bauchkrämpfen* überfallen. Sie *krümmt* sich, bis ihre Mutter sie wieder abholt.

Gelsemium D30
zittrig
1 Gabe bei Bedarf

Geheule gibt es reichlich an diesem ersten Morgen. Wer laut ist, ist vorn, mitten drin. Die Tränen stehen schüchtern in den Ecken herum. Einer steht dazwischen, der *weint nicht*. Dafür *zittert* er wie Espenlaub und drückt sich Hilfe suchend gegen die Wand. Aus *halb geöffneten* Augen schaut er müde, schlapp und *abgeschlagen* um sich, als müsse er gleich die Opernbühne besteigen. Voller Erwartung, voller Angst. Sein Gesicht glüht *puterrot*, wie im Bild von Gelsemium beschrieben. Dann rast er mit überstürzter Hast zum Klo, um laut tönenden *Durchfall* loszuwerden oder um *Pipi* abzulassen. Bald bekommt er Fieber dazu, und die Lehrerin schickt ihn nach Hause. Mit der Zeit gewöhnt sich auch er an neue Lebensumstände.

Pulsatilla D12

Trost suchend

1 Gabe 2 x täglich

Da sitzt das Pulsatilla-Kind in der Ecke, still vor sich hin weinend, ein zartwangiges, blasses, *rundliches* Mädchen mit *blondem* Mittelscheitel und zwei langen Zöpfen, die in zwei blutroten Herzchen enden. Die ersten bitterlichen Tränen aus *runden, blauen* Mädchenaugen. Kaum hörbar, kaum sichtbar sitzt sie verloren in der hintersten Ecke der neuen Örtlichkeit und wartet darauf, entdeckt zu werden. Erst setzen Sie sich, als Lehrerin, leise neben sie. Nur Kullertränen! Dann legen Sie die Hand auf ihre Schulter, und schon liegt sie an Ihrer Brust. „Mami", schluchzt sie herzerweichend der Fernen entgegen. Da dämmert in Ihrem Herzen die Erinnerung an Pulsatilla, und Sie tätscheln die Falten ihres Kleides. „Komm mit", laden Sie aufmunternd ein. „Im ersten Traum wird dich die gute Fee besuchen." Am nächsten Morgen erhaschen Sie ein verlegenes Lächeln. Künftig werden Sie zu ihrem Schutzengel, sie selbst wird zusehends *vertrauensvoller.*

Zusammenfassung

Schulbeginn

Ignatia D30 widersprüchlich, zart; Bauchkrämpfe	bei Bedarf
Gelsemium D30 zittert, weint nicht; Durchfall, Harndrang	bei Bedarf
Pulsatilla D12 still weinend, blass, zart, Trost suchend	2 x täglich

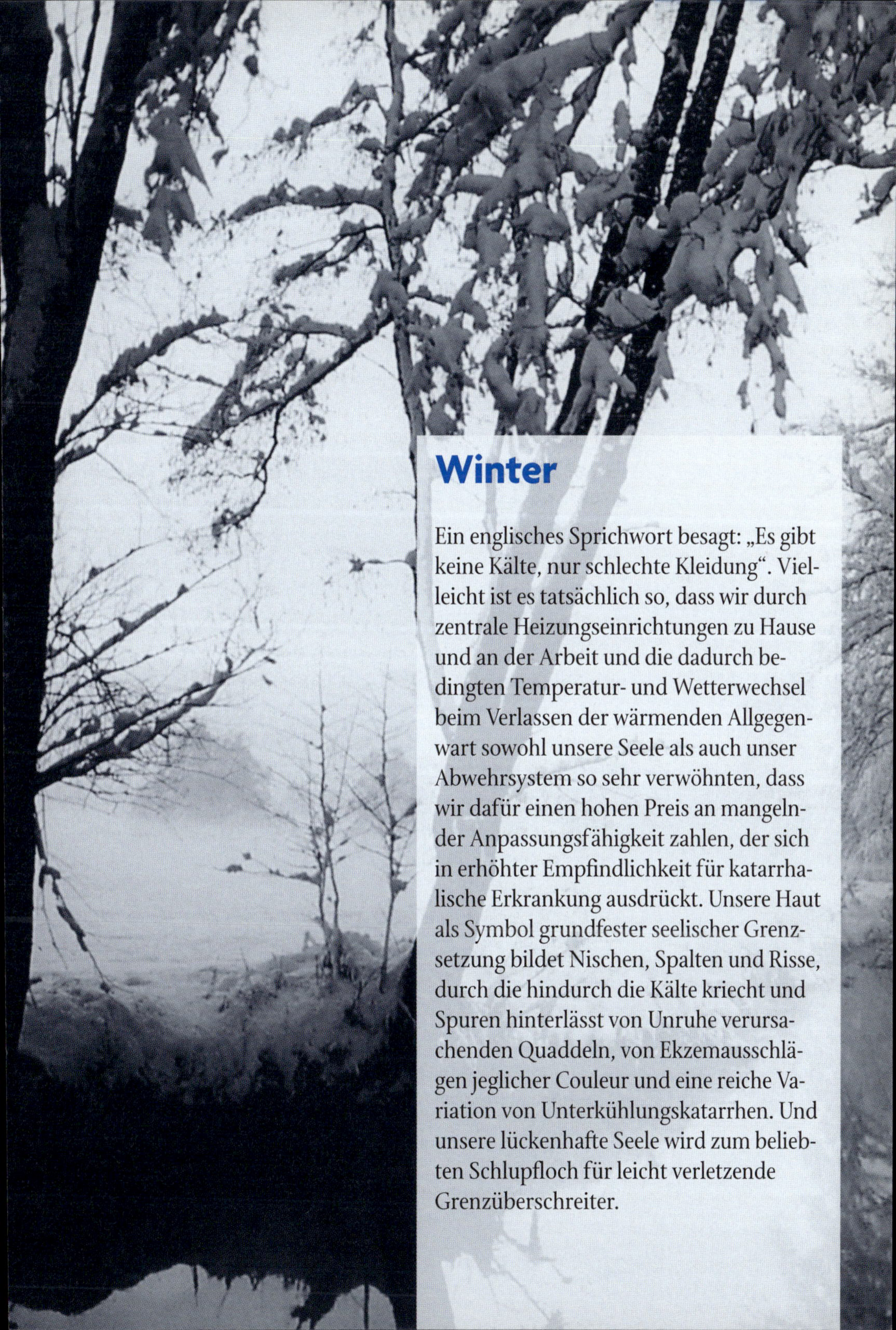

Winter

Ein englisches Sprichwort besagt: „Es gibt keine Kälte, nur schlechte Kleidung“. Vielleicht ist es tatsächlich so, dass wir durch zentrale Heizungseinrichtungen zu Hause und an der Arbeit und die dadurch bedingten Temperatur- und Wetterwechsel beim Verlassen der wärmenden Allgegenwart sowohl unsere Seele als auch unser Abwehrsystem so sehr verwöhnten, dass wir dafür einen hohen Preis an mangelnder Anpassungsfähigkeit zahlen, der sich in erhöhter Empfindlichkeit für katarrhalische Erkrankung ausdrückt. Unsere Haut als Symbol grundfester seelischer Grenzsetzung bildet Nischen, Spalten und Risse, durch die hindurch die Kälte kriecht und Spuren hinterlässt von Unruhe verursachenden Quaddeln, von Ekzemausschlägen jeglicher Couleur und eine reiche Variation von Unterkühlungskatarrhen. Und unsere lückenhafte Seele wird zum beliebten Schlupfloch für leicht verletzende Grenzüberschreiter.

Wetterbedingte Beschwerden

Kälte

- **Nasskalt**

(→ Herbst/Nasskaltes Herbstwetter)

Häufig schließt sich der Winterbeginn der nassen Kälte des Spätherbstes nahtlos an. Wochenlange Nieselregen werden zur Gewohnheit. Das beeinträchtigt sowohl unser Gemüt *(→ Herbst/Trübwetterdepression)* und folglich unsere Widerstandsfähigkeit, den äußeren Einflüssen gesund zu widerstehen. Das beschert uns demnach tiefgreifende Erkältungen, für die Sie sicher in den Herbstkapiteln eine gute Arznei für sich ausfindig machen. Drei wesentliche Winterarzneien möchte ich aus meinem Erfahrungsschatz mit Ihnen teilen.

Mercurius solubilis D30
Grippe; weder warm noch kalt beeinflusst
1 Gabe 2 x täglich

Regelrechte vorweihnachtliche Grippe-Epidemien überfallen uns mit dem immer rascheren Wetterumschlag zum *Nasskalten* hin oder zum beharrlich nieselnden Winterregen. *Kriechende Frostschauder* schleichen den Rücken rauf und runter, die weder am Heizofen noch im vorgewärmten Bett eine Linderung erfahren. Gestatten Sie sich jetzt schon Mercurius solubilis, bevor die Schleimhäute *wunde* Sekrete absondern, bevor die Zunge *anschwillt*, sich *schmutzig-grau* belegt, bevor die Mundhöhle einen widerlich *abstoßenden* Speichel- und *Rachengeruch* in die Umgebung verbreitet.

Silicea D12
Grippe; warm bessert
1 Gabe 2 x täglich

Ein blasser, kälteempfindlicher Mensch wie dieser leidet den ganzen Winter. Und wenn er nicht gerade über eine stabile Verfassung verfügt, wird ihn eine Unterkühlung an nasskalten Tagen oder bereits ein leichter, kalter Luftzug umhauen: fließende *Tränen* in kalter Luft, verstopfte Nebenhöhlen mit Kopfweh, *wund machender* Absonderung und *rissigem* Lippenrand, *stechendes* Halsweh, wiederkehrende, schleimig-eitrige Bronchitis mit heftigem, *klümpchenartigem* Husten beim Niederlegen, ernsthafter Leidensdruck. Alles zieht sich *lange* dahin, *nichts* kann sich *entschließen* auszureifen. *Entschlussunfähig* wie der ganze Mensch! Silicea, hüllende *Wärme* von Kopf bis Fuß und ein

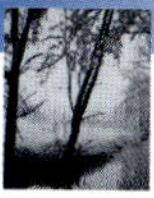

gelegentlicher Transfer in sonnige Breitengrade werden seinen wankelmütigen Willen stärken, seine empfindsame Anfälligkeit mindern und sein zu ernsthaftes Gemüt besonnen.

Dulcamara D30
Kälteallergie, Quaddeln
1 Gabe 1 x täglich

Bei sehr kaltem, feuchtem Wetter oder bei feuchtkalten, stürmischen Lüften *(→ Sommer/Wind, Herbst/Sturm)* begegnen wir einem frostigen Menschen, dem die Kälte eine *Unruhe* verursachende Nesselsucht mit quaddelartigem Ausschlag aufdrückt. Er sucht daraufhin die Wärme und versucht, sich mit leichtem *Umhergehen* abzulenken. Das ist einzigartig und schreit geradewegs nach Dulcamara.

Zusammenfassung

Nasskalt

Mercurius solubilis D30 Grippe; Frost im Rücken, schmutzig belegte, große Zunge, starker Mundgeruch und Schweiß; weder warm noch kalt beeinflusst	2 x täglich
Silicea D12 Grippe; zugluftempfindlich; ständig erkältet; Kopfweh, Nebenhöhlen, Halsweh, Bronchitis; stechende Schmerzen; warm von Kopf bis Fuß bessert	2 x täglich
Dulcamara D30 Kälteallergie; Quaddeln, Unruhe; besser Wärme und Umhergehen	1 x täglich

• Trockenkalt

Mit einem trockenen, kalten Winter dürfen wir meist erst im Januar und Februar rechnen, hie und da von einer geschlossenen Schneedecke, anderwärts von Schneeflocken und Matsch geziert. Wie dem auch sei, dank unserer relativen Anpassungsfähigkeit stabilisiert eine gleichmäßige Wetterlage im Allgemeinen unsere Gesundheit. Genießen wir diese Zeit! Bevor hernach die nasse Kälte den Winter ins Unendliche verlängert oder die ersten schönen Vorfrühlingstage vereinzelt Heuschnupfen ankündigen. Den wenigen kältesensiblen Ausnahmen biete ich eine Palette segensreicher Arzneien.

Pulsatilla D12
Augentränen in kalter Luft
1 Gabe 2 x täglich

Wir alle kennen dieses liebenswerte Wesen von eher *weiblicher* Prägung, das ohnehin leicht zum Weinen neigt. Durchweg *mild* im Gemüt von Natur aus, empfindet es die Strenge der Kälte als Strafe der Schöpfung, nimmt's recht persönlich und weint *beleidigt*. Pulsatilla, ein bisschen Streicheln, ein aufmunterndes Wort – und schon wird sie versöhnlicher.

Pyrogenium D30
Erkältung, Rachen roh, wund
1 Gabe 1 x täglich

Eine beliebte Winterarznei für Erkältungen, vor allem bei *DTP-geimpften* (Diphtherie-Tetanus-Pertussis) Kindern, ist unser Pyrogenium. Die Erkältungen nehmen ihren Lauf mit *rohen, wunden* Halsschmerzen, absteigendem Husten und Bronchitis, die an Hartnäckigkeit kaum zu überbieten sind. Nicht selten von Fieber gekrönt, das *niedrig* von einem *schnellen* Puls und *hoch* von einem *langsamen* Puls begleitet wird. Das ist *paradox* und damit wertvoll für unsere Arzneiwahl. Welche Erscheinungen und Empfindungen sich herauskristallisieren werden, wird allein die Einnahme der Arznei bestimmen.

Natrium muriaticum D30
Kälteallergie ganzer Handrücken
1 Gabe 1 x täglich

Im Sommer war diesem Menschen die *Sonne zu heiß*, im Winter ist ihm die *Kälte zu kalt*. Wie kann man ihn nur zufrieden stellen? Ich kann ihm nur Natrium muriaticum bieten, sobald die Kälte seine *Handrücken* in ein juckendes Ekzem verwandelt. Tun Sie desgleichen. Letztlich wird er Ihnen danken, denn damit wird sich auch der Zugang zu seiner apathisch ausgedorrten Seele offener darbieten.

Sanicula aqua D12
Kälteallergie über den Fingergrundgelenken
1 Gabe 2 x täglich

Dieser Mensch ist eher ein Bündel von Widersprüchen. Er ist *frostig*, stillt aber seinen Durst literweise mit *eiskalter Milch*. Er verträgt keine Wärme und warmen Räume, aber die Kälte verwandelt die *Fingergrundgelenke* seiner Handrücken in trocken rissige, allergisch juckende Ekzeme, allwinterlich. Es sei denn, er besorgt sich Sanicula aqua und gestattet sich deren Labsal. Später wird seine ungerichtete Umtriebigkeit in mehr Gelassenheit kanalisiert.

Aconitum D30
Ohrenschmerzen durch Wind, Sturm, Zugluft
1 Gabe bei Bedarf

Bei Ohrenschmerzen durch trockene, kalte *Nordwinde*, durch Winterstürme oder unterkühlte Zugluft *(→ Sommer/Wind, Herbst/Sturm, Herbst/Zugluft)* darf ich Sie auf Aconitum hinweisen, das den Beginn einer *plötzlichen* Störung wundersam ausgleicht. Leider verpassen wir

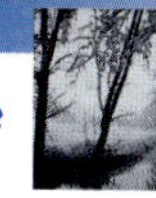

häufig, diesen Anfang arzneilich zu begleiten, sodass fortschreitenden Beschwerden die Bahnen geöffnet sind. Ich schließe mich dieser Nachlässigkeit an.

Belladonna D30
Ohrenschmerzen durch Entblößung
1 Gabe bei Bedarf

Der Beginn der Ohrenentzündung, die wir vor allem bei unseren Kindern, *plötzlich* auftretend, erleben, ist äußerst schmerzhaft, *pulsierend* und hitzig. Die ganze Ohrgegend ist berührungsempfindlich, selbst das Ohrläppchen. Nachdem Sie *Aconitum* nach kaltem Wind, *Chamomilla* mit der feuchtheißen Kopfdecke oder *Dulcamara* bei jedem Wetterwechsel ausgeschlossen haben, bleibt Ihnen für die rasche Behandlung des Beginns noch Belladonna. Meist wird ein *warmer* Umschlag verlangt oder wärmende Ohrentropfen. Warten Sie mit der folgenden Gabe den nächsten Tag ab.

Hepar sulfuris D30
Ohrenschmerzen bei trockenem, kaltem Wind
1 Gabe 2 x täglich

Äußerst sensibel auf den geringsten Luftzug, auf trockenen, kalten Wind und Sturm *(→ Sommer/Wind, Herbst/Sturm)*, fühlt dieser auf *alle Eindrücke empfindliche* Mensch *stechende* Schmerzen in den Ohren als Ausdruck einer beginnenden Entzündung, die Sie mit einem *warmen Schal um den Kopf*, mit einem *heißen* Tee und mit Hepar sulfuris bereits zu Beginn unterbinden können.

Antimonium crudum D30
Schrunden, Lippen, Hände, Füße, Fersen
1 Gabe 1 x täglich

Insgesamt begegnen wir einem trockenen, kälteempfindlichen Menschen bis tief in seine Knochen (Rheuma), dessen hornige, warzige Haut im kalten Winter an Lippen, Händen, Füßen, Fersen *rissige*, zeitweise *blutende* Schrunden bildet. Seine Handflächen und Fußsohlen sind voller Schwielen, die er mit einer Raspel pflegt. Und sollten Sie's nicht glauben, auch eine solche Elefantenhaut erweicht sich allmählich Antimonium crudum.

Natrium muriaticum D30
Schrunde in der Mitte der Unterlippe
1 Gabe 1 x täglich

Auch wenn er sich nicht sonderlich krank fühlt, die Lippen dieses Menschen sind immer *blass*, trocken, *ausgedörrt* wie seine Seele, deren Saft, deren Humor ihm aufgrund eines enttäuschenden Schicksals abhanden ging. Bei strenger Kälte reißt die *Mitte seiner Unterlippe* als Zeichen einer tiefen Verletzung, die er erfolgreich mit Natrium muriaticum behandelt.

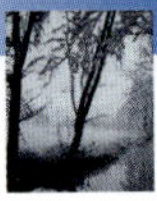

Rhus tox D30
Unterkühlung,
wie zerschlagen
1 Gabe 2 x täglich

Leiten wir mit diesem Menschen über zu nasskalter Witterung, denn es ist die *Kälte* als solche, die ihm und seinen Schleimhäuten zu schaffen macht. Wesentlich bei seiner Erkältung sind nicht die Erscheinungen des Schnupfens oder die Empfindungen beim Husten, sondern die Tatsache, dass er von *großer Unruhe* erfasst wird, weshalb er ständig seine Lage wechselt, dass er sich im Rücken *wie zerschlagen* fühlt, ein *heftiger Durst* und der Wunsch, *heiß* zu *duschen*, sein Unwohlsein begleiten. Dafür ist Rhus tox von der Natur für ihn gedacht.

Zusammenfassung

Trockenkalt

Pulsatilla D12 Augentränen in kalter Luft	2 x täglich
Pyrogenium D30 Erkältung; Rachen roh, wund	1 x täglich
Natrium muriaticum D30 Kälteallergie ganzer Handrücken	1 x täglich
Sanicula aqua D12 Kälteallergie über den Fingergrundgelenken	2 x täglich
Aconitum D30 Ohrenschmerzen durch trockene, kalte Winde, Sturm, Zugluft; besser Umhergehen	bei Bedarf
Belladonna D30 Ohrenschmerzen durch Entblößung; besser Wärme, Ruhe	bei Bedarf
Hepar sulfuris D30 Ohrenschmerzen bei trockenem, kaltem Wind; besser warmes Einhüllen, warme Getränke	2 x täglich
Antimonium crudum D30 Schrunden an Lippen, Händen, Füßen, Fersen	1 x täglich
Natrium muriaticum D30 Schrunde in der Mitte der Unterlippe	1 x täglich
Rhus tox D30 Unterkühlung, wie zerschlagen	2 x täglich

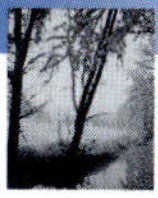

Regen

(→ Herbst/Nasskaltes Herbstwetter, Winter/Kälte/nasskalt)

Erinnern Sie sich? Es gibt Menschen, die Regen ausgesprochen lieben, sich geradezu danach sehnen, weil sich dann ihre Schmerzen lindern *(→ Sommer/Sonne/Rheuma)*. Doch sind dies nur wenige Regenfreunde und entsprechend wenige Arzneien für deren Schönwetterleiden. Das Gros der Menschen leidet unter Regenwetter, vor allem, wenn die Auflockerung der Wolken unabsehbar ausbleibt. Das heißt für Sie: Nachblättern in den obigen Querverweisen, wo Sie unter der nassen Kälte sicher die rechte Arznei für die Wiedergewinnung Ihrer Mitte finden werden.

Schnee

- **Erfrierungen**

Abgestorbene Finger und Zehen von Schneeurlaubern, Almbauern und Bergsteigern sehen bleich *geschwollen* aus und sind *gefühllos*. Trotzdem – heiliger Widerspruch – werden sie Wärme oder warmes Einpacken *nicht* vertragen. Aber Secale wird ihnen die Lebenswärme zurückgeben.

Secale D30
gefühllos
1 Gabe stündlich

Abgestorbene Glieder, die nach leichter Erwärmung *brennen*, während *Kälteschauder* den Erfrorenen durchziehen und nach *Wärme* rufen, bedürfen zu ihrer Wiederbelebung eher des Arsenicum album. Auch hierbei leitet uns der Widerspruch von *wärmebedürftigem Brennen* zum Wesentlichen in der Arzneiwahl.

Arsenicum album D30
brennend
1 Gabe stündlich

- **Frostbeulen**

Heute sind Frostbeulen eher eine Luxuskrankheit für winterliche Gebirgsstürmer geworden. Bei den alten Kriegsveteranen habe ich sie selbst noch erlebt: die im Russlandschnee „erworbenen" Beulen an Händen, Ohren und Füßen. Wenn sie jeden Winter aufs Neue schmerzten, rieben sie die Teile mit Schnee ein. Das ist unbewusst homöopathisches Denken im Sinne von Paracelsus: „Das, was uns vergiftet, wird uns auch heilen". Wenn das Schicksal Sie derart ereilen sollte, hier zwei bewährte Empfehlungen.

Agaricus D4
tausend Nadeln
1 Gabe 3 x täglich

Eine Art von roten bis blauroten Frostbeulen *juckt* wie mit *tausend Eisnadeln*, vor allem *nachts*. Sicher haben Sie solche Eisnadelstiche schon als Vorgeschmack im eiskalten heimischen Winter an Ihren Ohren erlebt und können die Empfindung gut nachvollziehen. Sowohl den Frostbeulen als auch Ihrer persönlich erlebten Empfindung gebietet Agaricus gleichermaßen Einhalt.

Petroleum D30
übel, chronisch wiederkehrend
1 Gabe 1 x täglich

Eine andere Art meist alter Frostbeulen sieht *sehr übel* aus, ist *äußerst schmerzhaft*. Der Betroffene reibt sie unbewusst meist mit reinem Petroleum ein. Sollten sie jährlich aufblühen, dürfen Sie bei beginnender Kälte beide Arzneien auch vorbeugend einnehmen.

- **Kälteschock**

Aconitum D30
trockenkalter Nordwind
1 Gabe bei Bedarf

Dramatische Bilder zeigen uns alljährlich die Folgen von Unterkühlung durch kalten, trockenen Nordwind im Schneegestöber bei unbedachten Touristen. *Zittern* aus innerster Tiefe, *Schüttelfrost* und *Kopfweh* sind die anfänglichen Klagen, die mit Aconitum frühzeitig vergehen.

Camphora D30
Erschöpfung
1 Gabe alle 10 Minuten

Anders beim Kälteschock, der den Betroffenen durch *plötzliche Erschöpfung* überkommt, dem ein *Kollaps* mit *Muskelstarre* und *Pulslosigkeit* folgen kann. Ihm dürfen Sie, falls Sie zugegen sein sollten, mit Camphora und viel Flüssigkeit die nötige Wärme einflößen und die Nieren spülen.

- **Schneeblindheit**

Euphrasia D12
durch grelle Sonne
1 Gabe 1 x stündlich

Grelle Sonne im Schnee ist es, die einige Menschen durch Blendung schneeblind macht. Ihre Augen schwellen an, *brennen* mit *sandigem* Gefühl, *Tränen* schießen in Strömen über die Wangen. Wie bei → *Frühling/Sonne/Lichtscheu*, bei der → *Winter/Wintersport/Augenentzündung*, beim → *Frühling/Sonne/Heuschnupfen*. Alle bedürfen der Euphrasia bereits dann, wenn sie anfänglich seltsam mit den Augen *blinzeln*.

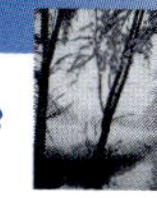

• Schneewetter

Das ist jene Wetterlage, die in der Regel Schnee ankündigt, aber nicht garantiert, dass er auch fällt. Natürlich leiden darunter mit Einschränkung auch die Vorwetterfühligen *(→ Frühling/Wetterwechsel, Herbst/Wetterwechsel)*. Aber ausgesprochene Beschwerden, die sich aufgrund eben erklärter Lage herausschälen, produzieren nur wenige Menschen. Zwei der wesentlichen darf ich hier erwähnen.

Sepia D12
eher Frauen
1 Gabe 2 x täglich

Die Tücken der Wechseljahre gebären – ähnlich den Zeiten vor der Periode – oft unvorhersehbare Launen. Dann kämpfen Frauen – gelegentlich auch in Wechseljahre verstrickte Männer – mit geschwärzter Grundstimmung gegen ihr *Rheuma* oder ihr *Asthma,* die sich bei Schneewetter oder Gewitter *(→ Herbst/Gewitter)* besonders verdüstern. Davor waren sie prima Kumpel, die mit feiner Intelligenz um humanistische Ideale kämpften, bis sie, müde geworden am Leben, sich zurückzogen. Spätestens jetzt sollten sie mit Sepia ihre Einengung, ihre Einschränkung, ihre zunehmende Starre erweichen.

Conium D30
eher Männer
1 Gabe bei Bedarf

Nicht nur übertriebene Sexphantasien mit oder ohne Folgespielchen *ermatten* diesen eher *hypochondrischen* Mann mit *Zittrigkeit* und *Schwindel,* sondern auch Schneewetter fördert seinen Kräfteverlust, das schmerzhafte Gehen infolge *steifer* Beine. Conium ist sein Weichmacher, sein Terrainreiniger, sein Mittefinder. So wird aus diesem eingefahrenen Junggesellen vielleicht noch ein frischer, zarter, bedachter und beweglicher Liebhaber.

Zusammenfassung

Schnee	
Secale D30 Erfrierung; abgestorbene Finger, Zehen; bleich, gefühllos, geschwollen, besser Kühle	stündlich
Arsenicum album D30 Erfrierung; abgestorbene Glieder, Kälteschauder, Brennen der abgestorbenen Teile nach Erwärmung; besser Wärme	stündlich
Agaricus D4 Frostbeulen; jucken wie mit tausend Eisnadeln, vor allem nachts	3 x täglich
Petroleum D30 Frostbeulen; sehr schmerzhaft, übel aussehend; alte Frostbeulen brechen jährlich erneut auf	1 x täglich
Aconitum D30 Kälteschock durch trockenen, kalten Nordwind; Unterkühlung, Schüttelfrost, Zittern, Kopfweh	bei Bedarf
Camphora D30 Kälteschock; plötzliche Erschöpfung, Kollaps, Muskelstarre, Pulslosigkeit	alle 10 Minuten
Euphrasia D12 Schneeblindheit; Lichtscheue, Brennen, Sandgefühl, Schwellung, Tränenfluss	stündlich
Sepia D12 Schneewetter; eher bei Frauen; Rheuma, Asthma; Stimmung geschwärzt	2 x täglich
Conium D30 Schneewetter; eher bei Männern; Schwindel, matt, zittrig; hypochondrisch	bei Bedarf

Temperaturanstieg

(→ Frühling/Föhn, Frühling/Wetterwechsel, Herbst/Nasskaltes Herbstwetter)

Haben wir uns endlich klaglos an einen gnadenlosen Winter gewöhnt, nähert sich ein „Azorenhoch“ mit milderen Temperaturen in

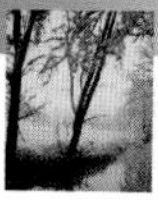

seinen Ausläufern. Was immer diese meteorologischen Versprechungen aussagen mögen! Wir merken: Es wird wärmer als zuvor, wir lüften die ohrenschützende Mütze und hoffen auf vorzeitigen Frühling. Aber unsere Hoffnung trübt sich durch fortbestehende Kälte, von grautrüben Wolken verbrämt, die gewöhnlich chronischen Nieselregen auf uns niederträufeln. Wenn Sie davon Leid tragen, bedeutet das für Sie: Wälzen in dem Wetterkapitel, wie oben querverwiesen. Ein besserer Rat bleibt mir in Anbetracht meiner Ohnmacht, auf Wetter Einfluss zu nehmen, verwehrt. Viel Glück beim Suchen und Finden!

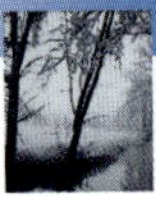

Jahreszeitlich bedingte Beschwerden

Durchfall

(→ Sommer/Durchfall)

Veratrum album D30
massige Mengen
1 Gabe 2 x täglich

Wie zur Sommerszeit, so ist auch der Winterdurchfall nicht durch irgendwelche Wetterlagen beeinflusst. Auffallend dabei ist die *große Menge der Entleerungen*, wobei Sie sich fragen, woher das wohl alles komme. Falls Sie sich noch fragen können! Denn in der Regel leiden Sie an Schwäche mit Übelkeit und möglichem Erbrechen. Eine typische „Entgiftungsreaktion" des Körpers. Vielleicht ist es der zu lange Winter mit mangelnder Frischnahrung? Wer weiß! Entscheidend für das Auffinden von Veratrum album ist der reichliche Stuhl und die Tatsache, dass Sie trotz zunehmend kühlem Körper *nicht warm zugedeckt* werden möchten.

Ekzem schlimmer

Wie ich schon bei → *Sommer/Ekzem schlimmer* erwähnte, gibt uns die Verschlimmerungsphase einer Neurodermitis im Winter aufschlussreiche Hinweise zur Person des Leidenden, die sich allerdings in homöopathische Betreuung begeben sollte. Mit den hier aufgezeichneten Arzneien mögen Sie eine Chance haben, dass sie tiefer in Ihre Person einwirken, als wir zu hoffen wagen. So ist es immer mit der bewährten Anwendung.

- **Bei feuchter Kälte**

Dulcamara D12
krustig
1 Gabe 2 x täglich

Noch befinden wir uns am Übergang zur stabilen Kälte des Winters mit seinen häufigen, plötzlichen Wetterumschlägen zum *Nasskalten*. Asthma, Bronchitis, Erkältung, Durchfall, Rheuma durch Verkühlen und *Durchnässen* sind seine Folgen. Sollten Sie zu jenem oder allem zusätzlich von einem *krustigen* Ekzem geplagt sein, dann dürfte sich auch dieses jetzt verschlimmern. Auffallenderweise bessern sich gleichzeitig andere Erkrankungen. Umgekehrt ebenso: Verblasst das Ekzem, verübelt sich eine der erwähnten Störungen. Haut und

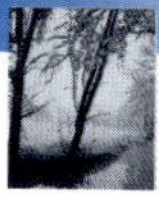

Schleimhaut stehen in innigem Verhältnis zueinander. Und in diesem besonderen Falle – noch tiefer liegend – das Rheuma. Das ist als beachtenswert für die Arzneiwahl zu notieren. Auf dem Heilweg mit Dulcamara verschwinden zuerst die tiefer gelegenen Beschwerden, sodass die Hauterscheinungen arzneilich zuletzt ansprechen.

Petroleum D12
nässend, tiefe Risse
1 Gabe 2 x täglich

Bei *Feuchtigkeit* oder *Nässe* im *kalten* Winter blüht bei diesem eher *schlanken,* frierenden Menschen mit eher *rot* wallendem Gesicht ein vorwiegend *nässendes* Ekzem auf – und gegebenenfalls eine trockene Schuppenflechte – mit tiefen *Rissen,* Schrunden und *Verdickungen,* besonders an den Händen, Füßen und Fersen. Insgesamt sieht er, dieserart gezeichnet, schmutzig aus, und die Ausdünstungen der Haut, des Durchfalls oder des Mundes *riechen* so übel wie seine Arznei in der Ursubstanz. Petroleum wird nicht nur seine Gerüche veredeln.

- **Bei trockener Kälte**

Silicea D12
trocken, rissig
1 Gabe 2 x täglich

Das Abwehrsystem dieses zurückgezogenen, *bedrückt,* blass und *abgemagert* aussehenden Menschen ist verschlackt. So verstehen wir, dass auch seine seelische Abwehr verschlackt ist. Er ist nicht nur körperlich unterernährt, sondern auch gefühlsmäßig. Entsprechend hat seine *trockene* Haut als sichtbare Schutzhülle seiner Seele ihre Aufgabe eingebüßt, seine Gefühlswelt gegen Verletzungen zu schützen. Über Nischen und Spalten blüht ein Ekzem; seine Haut ist verletzt. Die Kälte wiegt hart und schwer, ebenso wie jene heftiger, unfreundlicher Menschen. Nur Wärme in jeder Weise, *außer* warmem Essen und Trinken, lässt ihn schmerzlos gedeihen, wie der Strohhalm, dem Silicea Halt und aufrechten Stand gewährt. Aber wie dieser ist er auch widerstandsfähig, zäh im Willen und Wollen, beugt sich in den Stürmen des Schicksals, um sich, falls er nicht bricht, nachher wieder aufzurichten. Von nun an wird sich auch die Furcht vor den gestellten Aufgaben des Alltags verringern und, mit mehr Selbstwertgefühl angegangen, gut verdaut und gelöst.

Arsenicum album D12
trocken, schuppig
1 Gabe 2 x täglich

Ein ähnlich blass Erschöpfter wie obiger begegnet uns gleichsam mit feinem, zartem, gütigem, intelligentem Gesicht, mit ähnlichen Hautproblemen, mit ähnlichen Erkältungen, die in der Kälte des Winters ihren Höhepunkt erreichen. Er ist jedoch weniger niedergeschlagen, schaut uns geradewegs in die Augen und beweist seinem Gegenüber gern sein hervorragend geordnetes Wissen. Falls er nicht gerade aus total beherrschender Angst vor einem drohenden Ereignis in die Hose macht. Eigenwillig ist sein ausgesprochenes Verlangen nach äußerer und innerer Wärme, außer am Kopf. Wenn sein Hautjucken unerträglich wird, lindert neben Arsenicum album eine heiße Dusche seine großen Ängste um sein Leid und um sein Leben.

Zusammenfassung

Ekzem schlimmer

Dulcamara D12 bei feuchtem Wetter; krustig; Asthma, Bronchitis, Erkältung, Durchfall, Rheuma durch Verkühlen, Durchnässen im Wechsel mit Ekzemen; besser bei stabilem Wetter	2 x täglich
Petroleum D12 bei feuchtem Wetter; nässend, übelriechend, tiefe Risse; besser bei trockenem Wetter	2 x täglich
Silicea D12 bei trockener Kälte; trocken, rissig; Wärme bessert in jeder Weise, außer beim Essen und Trinken	2 x täglich
Arsenicum album D12 bei trockener Kälte; trocken, schuppig, nachts juckend; Wärme bessert in jeder Weise, außer am Kopf	2 x täglich

Fußpilz

(→ *Sommer/Fußpilz*)

Silicea D6
trocken
1 Gabe 3 x täglich

Im Gegensatz zum „Sommerpilz" ist die *juckende* Haut der stets kalten Füße vor allem zwischen den Zehen trocken. So trocken und frostig wie der ganze Mensch. Auf den Fußsohlen entdecken wir ungewöhnlich dicke *Schwielen* an Vorder- und Hinterballen, was uns einen Nebenhinweis zur Verordnung von Silicea erlaubt. Bitte lange Zeit einnehmen!

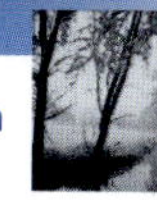

Reisen in wärmeres Klima

(→ Winter/Temperaturanstieg)

Dass Sie den mitteleuropäischen Winter gegen wärmere Klimazonen eintauschen, sei Ihnen gegönnt. Ich tue desgleichen, wenn sich die strenge Kälte so recht über mich stürzt. Das hieße demnach, sich arzneilich vorzubereiten für eine Wetterlage am Reiseziel, über die Sie sich rechtzeitig informieren sollten, falls sie Ihnen nicht von früheren Aufenthalten bekannt ist. Ein bewährtes Arzneipaket gibt es für dieses Kapitel nicht. Da sollten Sie aktiv in denjenigen Kapiteln stöbern, die dafür geschrieben sind, meist unter → *Sommer* zu finden. Vergessen Sie nicht den → *Wetterwechsel,* die Nahrungsunverträglichkeiten unter → *Sommer/Sommerreisen,* den Durchfall in sommerlicher Hitze und die Broschüre *„Enders' Homöopathie für unterwegs" (→ Literatur S. 143)*. Gute Reise!

Tropenreisen

(→ „Enders' Homöopathie für unterwegs")

Ob nun Geschäftsreisender oder Lustreisender, sicher werden Sie in einem gekühlten Hotel wohnen mit westlicher Küche und reichlichem Angebot an Zeitvertreib. Damit arbeiten Sie kräftig gegen die natürliche menschliche Anpassungsfähigkeit. Wenn Sie aber Ihren Hunger nach Aktivität, Kultur, Essen und Sport mäßigen, kommen Sie eventuell mit einer leichten Unterkühlungsgrippe aufgrund der erheblichen Temperaturschwankungen (→ *Sommer/Temperaturabfall)* durch den Urlaub. Einmal bedingt durch Klimaanlagen und durch ständigen Temperaturwechsel von heißem Strand, kühlem Wasser, kalter Dusche und konditionierter Hotelzimmerluft. Versuchen Sie mal, wie das einheimische Gastvolk zu leben, wozu unsere Jugend noch mit Begeisterung fähig ist, dann werden Sie an Leib und Seele gesunden oder erhalten Ihren gesunden Menschenverstand zurück. Daraufhin werden Sie nur noch in einheimischen Restaurants speisen, sich grünen Chili zur Stärkung von Kreislauf und Verdauung unter die Speisen mischen und allen Bakterien, Viren und Parasiten den Rücken kehren. Dazu für den Notfall unsere beste Arznei.

Eupatorium perfoliatum D30
wie zerschlagen
1 Gabe 1 x täglich

Bewährt als Reisearznei um den ganzen Erdball. Ob rheumatische oder tropische Grippe durch Unterkühlung, ob Erkältungsfieber oder Tropenfieber, ob beim Dengue-Fieber oder bei der akuten Malaria mit ihren wechselhaften Anfällen, ihrem *Rückenfrost* und dem *drückenden* Schädelweh oder gar bei den Folgen der Zeitverschiebung bei Langstreckenflügen – immer sind die Muskeln müde, steif, die Knochen und Gelenke *wie zerschlagen*. Das sollte Ihre Wahl für Eupatorium perfoliatum ausgezeichnet erleichtern.

Wintersport

(→ Sommer/Freizeitsport, Sommer/Sommerreisen/Wandern im Gebirge, Winter/Kälte, Winter/Schnee)

Auf dass wir uns gut verstehen: Ich spreche hier nur von sportlicher Betätigung im Schnee. Und den finden wir mit Ihrer Erlaubnis doch vorwiegend in den Bergen. Oder? Und von den wenigsten nehme ich an, dass sie auf drohende Gefahren, auf Beachtung gewisser Spielregeln, die man sich bei der Bergwacht einholen sollte, oder auf menschliche Reaktionsweisen nicht vorbereitet sind. Denn unter die Erfahrenen mischen sich jährlich viele Neulinge, denen die Tücken des Unternehmens nicht vertraut sind. Deshalb dieses Kapitel. Mit den erwähnten Arzneien können Sie reichlich vorbeugen und sich und anderen helfen, während die Umstehenden höchstvorsorglich am Hüttenabend ausschließlich darüber reden können. Handeln zu dürfen, wo Handeln nötig wird, hinterlässt ein gutes Gefühl, über das wir hier nicht zu reden brauchen!

- **Augenentzündung**

(→ Frühjahr/Sonne/Bindehautreizung)

Euphrasia D12
Augentrost
1 Gabe 2 x täglich

Bei Entzündung Ihrer Augen *durch grelle Sonne* in den Bergen, mit oder ohne Schnee, dazu bei Schneeblindheit bewährt sich unsere Euphrasia, wenn folgende Befindensstörungen zur Klage anstehen: Lichtscheu, stetes Blinzeln, Brennen, Sandgefühl und reichlicher Tränenfluss. Sehr wohltuende Arznei!

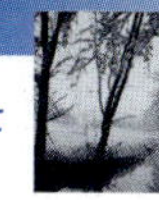

• Beinbruch

Alle *Knochenbrüche,* seien sie geschlossen oder offen, brauchen Zeit und Ruhe. Nach einer Gabe Arnica D30 für Schmerz und gegebenenfalls Blutung werden sie mit Symphytum erprobterweise viel schneller wieder verwachsen. Die raschere Kallusbildung ist sogar klinisch überprüft!

Symphytum D4
Knochenbruch
1 Gabe 3 x täglich

Überall dort, wo die *Knochenhaut* bei einem Bruch mitbetroffen ist, meist bei komplizierten Brüchen, wird Ruta Besänftigung verschaffen, wenn sie sich im Gewühl der Schmerzen in den Vordergrund drängelt.

Ruta D3
Knochenhaut
1 Gabe 3 x täglich

Sollte bei einem offenen Bruch im Nachhinein die Umgebung der Wunde stark verschorfen, dann pflegen Sie die verletzte Haut innerlich mit Acidum carbolicum.

Acidum carbolicum D6
Verschorfung der Wunden
1 Gabe 3 x täglich

• Erschöpfung

Unentbehrlich in den Bergen ist uns diese Arznei, schließlich wächst, blüht und gedeiht sie in dieser Region. Bei allen *Verletzungen* – ob mit offenen oder geschlossenen Wunden – ist sie zuerst angezeigt. Sie vermindert den Schmerz und das sichtbare oder unsichtbare Bluten. Danach erst unterscheiden Sie, welche Verletzungsarznei folgen soll. Folgen von Überanstrengung, Zerrung der Gelenke und Sehnen, Muskelkater, Gehirnerschütterung, Sonnenbrand sind nur einige ihrer wichtigsten Anzeigen. Natürlich nur, wenn sich die wesentlichen Eigenarten bei Ihnen widerspiegeln: Jede *Berührung* und Erschütterung schmerzt, weshalb Sie große, schreckhafte Angst davor entwickeln. Die betroffenen Körperteile fühlen sich *wie* heftig *zerschlagen* an, die Muskeln sind – als Zeichen äußerster Erschöpfung – steif und krampfig, Ihr Körper wie geprügelt. „Alles ist zu hart", Sie möchten weich liegen, was Sie erschöpft und teilnahmslos auch tun. Ihr Puls und Atem sind beschleunigt, die Temperatur erhöht. Schwere Krankheitszustände sind durch Gleichgültigkeit, Stupor und Starre gekennzeichnet. So weit wird es allerdings nicht kommen, denn Sie beugen sicher rechtzeitig mit Arnica vor.

Arnica D30
Begleitarznei
in den Bergen
1 Gabe bei Bedarf

Strophanthus D30
erregte Erschöpfung
1 Gabe bei Bedarf

Sind Sie während des Erschöpfungszustandes eher *erregt* als teilnahmslos zerschlagen, mit schwerem Atem und schnellem Puls, lassen Sie sich unser beruhigendes Strophanthus auf die Zunge legen.

Info

Bei jeglicher Art von Erschöpfung trinken Sie zusätzlich viel Tee und Säfte, um die Nieren gehörig zu spülen.

- **Höhenwechsel zu rasch**

Coca D30
bis 2500 m
1 Gabe stündlich

Beim Höhenkoller durch zu raschen Höhenwechsel bis etwa 2500 m Höhe, was durch die Benutzung von Lifts nicht selten vorkommt, fühlt sich Ihr Kopf *rauschartig* benommen an, Ihr *Herz klopft* und klemmt, Ihre *Ohren sausen*, ungerichtete *ziellose Angst* packt Sie. Coca wird Kopf, Herz, Seele und Sinne wieder zusammenflicken.

Info

Coca ist wegen „Rauschmittelgefahr" in Deutschland verboten. Bitte wenden Sie sich an die homöopathisch tolerantere Schweiz (Bezugsadresse: → *Anhang*).

Coca D2
ab 2500 m
1 Gabe alle 10 Minuten

Beim Höhenkoller über etwa 2500 m Höhe mit denselben Empfindungen wie oben greifen Sie lieber zur D2-Potenz; Sie dürfen beide Potenzen auch vorbeugend einnehmen, falls Ihnen das Geschehen bekannt ist.

Arsenicum album D30
Lebensgefahr
1 Gabe alle 10 Minuten

Ist Ihnen das Coca nicht zur Hand, weil Sie's – wie so oft – zu besorgen vergaßen, dann dürfen Sie zur Einnahme von Arsenicum album ausweichen. Eindringlich rate ich Ihnen, es ausschließlich bei *Lebensgefahr* mit leichenblasser, kaltschweißiger Ohnmachtsnähe hinter die Lippen träufeln zu lassen.

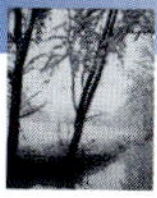

- **Ohrenschmerzen**

(→ *Sommer/Wind, Herbst/Sturm, Winter/Kälte/trockenkalt)*

Wer kennt nicht das feine, zerreißende *Ohrstechen* tief drinnen am Trommelfell bei *trockenen, kalten Lüften*, Winden oder Sturm. Sehr empfindliche Menschen reagieren sogar schon auf Zugluft mit dem gleichen Schmerz. Mit Aconitum besänftigen Sie nicht nur das penetrante Stechen, sondern auch das Weiterschreiten der Störung in eine Ohrentzündung hinein.

Aconitum D30
erste und beste Arznei
1 Gabe bei Bedarf

- **Sonnenbrand**

(→ *Sommer/Sonne/Sonnenbrand)*

Es gibt viele Arten von Sonnenbrand mit den verschiedensten Empfindungen und entsprechend viele Arzneien. Doch bei der gewöhnlichen Verbrennung in den Bergen habe ich mit zwei leicht voneinander zu unterscheidenden Arzneien immer Erfolg verzeichnet.

Mäßiges Brennen, aber Sie fühlen sich im Rücken *wie zerschlagen*, verlagern trotzdem ständig Ihre Position und haben viel Durst; das spricht für einen erlösenden Griff zu Rhus tox.

Rhus tox D30
viel Durst
1 Gabe 2 x täglich

Wuchtiges *Brennen* mit Verlangen nach einer *warmen* Decke, dabei ängstlich, ruhelos und durstlos, führt Sie hoffnungsvoll zu Arsenicum album.

Arsenicum album D30
kein Durst
1 Gabe 2 x täglich

- **Zerrung, Verrenkung, Verstauchung**

Bei verstauchendem Umknicken, Verrenken oder Verzerren beanspruchter Gelenke, der Wirbelsäule und der Achillessehnen spüren Sie ein Gefühl wie *zerschlagen, große Unruhe* und heftigen Durst auf *große Züge kalter Getränke*. Ein *kühler Umschlag* tut gut. Anfängliche Bewegung aus der Ruhe heraus schmerzt, aber ein *leichtes Auf- und Abgehen* lindert. Bei Gehbehinderung rutschen Sie deswegen auf Ihrer Sitzfläche hin und her. Auch der Hexenschuss und das steife Kreuz unterwegs, die entzündeten Sehnen der Radler, Skiläufer, Bergsteiger und Wanderer und deren eventuelle Sonnenverbrennungen weisen mit den gleichen Empfindungen heilend auf Rhus tox hin.

Rhus tox D30
wie zerschlagen
1 Gabe 1 x täglich

Zusammenfassung

Wintersport

Euphrasia D12 Augentrost bei Entzündungen durch grelles Licht in den Bergen; Schneeblindheit	2 x täglich
Symphytum D4 Knochenbrüche, offen oder geschlossen, glatt oder kompliziert	3 x täglich
Ruta D3 Knochenbruch; Schmerzen durch Verletzung der Knochenhaut	3 x täglich
Acidum carbolicum D6 offener Knochenbruch, starke Verschorfung der Wunde	3 x täglich
Arnica D30 Erschöpfung; unentbehrlicher Begleiter in den Bergen; erste Arznei bei jeder Verletzung; Überanstrengung, Zerrung der Gelenke und Sehnen, Muskelkater, Gehirnerschütterung, Sonnenbrand	bei Bedarf
Strophanthus D30 Erschöpfung; bei schwerem Atem, schnellem Puls und Erregung	bei Bedarf
Coca D30 Höhenkoller durch zu raschen Höhenwechsel bis etwa 2500 m Höhe; Kopfrauschen, benommen, Herzklopfen, Herzenge, Ohrensausen, ungerichtete ziellose Angst	stündlich
Aconitum D30 Ohrenschmerzen, stechend, durch trockene, kalte Winde, Sturm, Zugluft	bei Bedarf
Rhus tox D30 Sonnenbrand; wie zerschlagen, verlagert ständig seine Position; viel Durst; Zerrung, Verrenkung, Verstauchung (1 x täglich)	2 x täglich

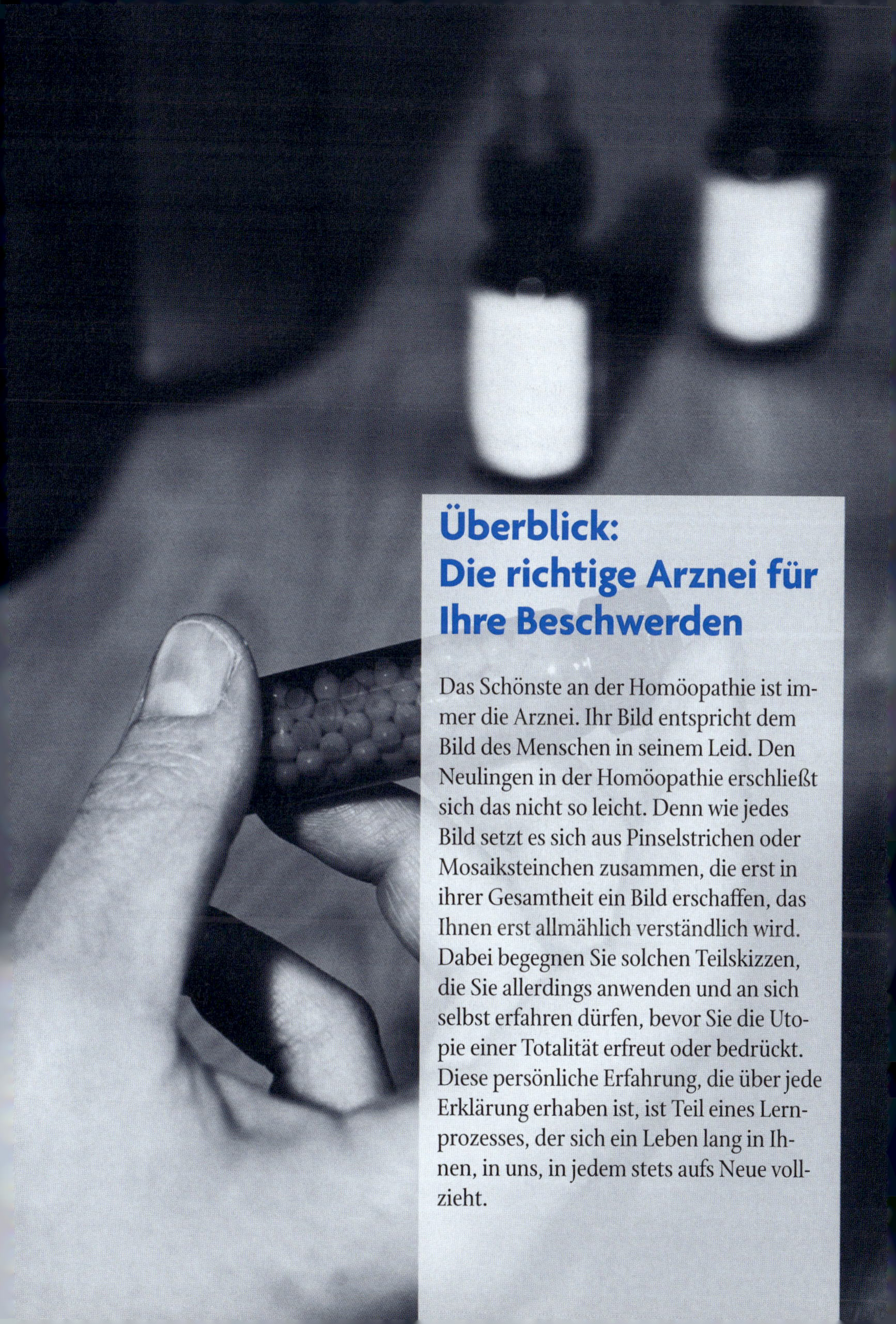

Überblick: Die richtige Arznei für Ihre Beschwerden

Das Schönste an der Homöopathie ist immer die Arznei. Ihr Bild entspricht dem Bild des Menschen in seinem Leid. Den Neulingen in der Homöopathie erschließt sich das nicht so leicht. Denn wie jedes Bild setzt es sich aus Pinselstrichen oder Mosaiksteinchen zusammen, die erst in ihrer Gesamtheit ein Bild erschaffen, das Ihnen erst allmählich verständlich wird. Dabei begegnen Sie solchen Teilskizzen, die Sie allerdings anwenden und an sich selbst erfahren dürfen, bevor Sie die Utopie einer Totalität erfreut oder bedrückt. Diese persönliche Erfahrung, die über jede Erklärung erhaben ist, ist Teil eines Lernprozesses, der sich ein Leben lang in Ihnen, in uns, in jedem stets aufs Neue vollzieht.

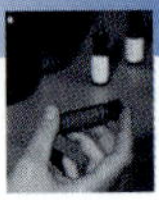

Sorgen Sie sich nicht, wenn die Beschreibung der Vergiftungsbilder der Ursubstanzen sich oft bedrohlich darstellt. Erinnern Sie sich bitte, dass in der Homöopathie nach dem Prinzip „Ähnliches mit Ähnlichem" geheilt wird. Ihre Erkrankung zeigt demnach die gleichen Symptome, wie sie in den Vergiftungsbildern beschrieben werden. Deshalb wird die Ursubstanz für Sie homöopathisch aufbereitet und in Kügelchen-, Tropfen- oder Tablettenform von Ihnen eingenommen. Nur so ist garantiert, dass die Arznei Ihre Beschwerden besänftigt, ausgleicht und heilt.

Acidum carbolicum Das im *Holzteer* vorkommende einfache *Phenol* wirkt als Arznei auf verätzte Nerven und auf übel riechende, verätzte Wunden.

- starke Verschorfung der Umgebung einer Wunde bei offenem Knochenbruch

---

Acidum hydrocyanicum Die aus der *Blausäure* gewonnene Arznei wirkt auf die Zellatmung, das Atemzentrum, das Herzzentrum mit anfänglicher Verlangsamung der Atmung und der Herztätigkeit.

- schlagartig einsetzende, lebensbedrohliche, ohnmachtsartige Zustände bei herz-, lungen- und stoffwechselgeschädigten Menschen, die mit lautem Aufschrei zusammenbrechen, zucken, krampfen (z.B. beim Sonnenstich); Haut eiskalt, blassblau, Lippen schaumumrandet, Stuhl und Urin gehen unbemerkt ab

---

Acidum hydrofluoricum Die aus der *Flusssäure* gewonnene Arznei wirkt tief greifend auf Haut, Schleimhäute und Knochen.

- juckende Friesel – ähnlich den Hitzepickeln – oder blasiger, brennender Ausschlag an unbedeckten Körperteilen durch erste Frühjahrssonne oder als Sommerfußpilz zwischen den Zehen

---

Acidum sulfuricum Im Vergiftungsprozess verletzt die *Schwefelsäure* die kleinen Gefäße der Haut und Schleimhäute. Als Arznei heilt sie solche Verletzungen.

- Bluterguss, einschließlich Boxerauge mit ausgefranstem Rand des Blutergusses (im Gegensatz zum glatten Rand bei *Ledum*) und glasiger Schwellung

---

Aconitum Für alles, was mit schwunghafter Plötzlichkeit beginnt, ist der blaue Eisenbart oder Sturmhut die erste Arznei.

- bei plötzlichen, stürmischen Erkältungen durch Wind, Wetterwechsel, Kälteeinbruch am Anfang zu verwenden bei Grippegefühl, Frost, Unruhe und Ängstlichkeit, die mit Kühlem und Händchenhalten besänftigt werden

---

Agaricus Das Vergiftungsbild des *Fliegenpilzes* ist den Erscheinungen eines Rausches ähnlich: ekstatische Euphorie bis dösige Schlummersucht, die – nach dem Gesetz der Ähnlichkeit: ähnliche Vergiftungen heilen ähnliche Erkrankungen – durch unsere Arznei geheilt werden. Aber sie birgt auch ganz bewährte Anwendungen in sich.

- bewährt verwendet bei schmerzenden Erfrierungen und juckenden Frostbeulen, die wie tausend Eisnadeln stechen

---

Allium cepa Aus der Kraft der einheimischen *Küchenzwiebel* wird eine bewährte Arznei für Fließschnupfen.

- milder Tränenfluss, ätzender Nasenfluss (umgekehrt *Euphrasia*!), besser an der frischen Luft

Aloe Aus den Blättern der südafrikanischen *Aloe* gewonnen, wirkt sie auf die Schleimhäute des Dickdarms mit Durchfällen.

- explosionsartiger Durchfall nach Kostumstellung oder Klimawechsel auf Reisen (oder auch zu Hause) mit viel kullernden Blähungen, Winden, Unsicherheitsgefühl im After und gleichzeitigem Urinabgang; eine der wichtigsten Reisearzneien

Ammonium carbonicum Das kristallisierte *Hirschhornsalz* kennen wir vor allem als Riechsalz bei kollapsartigen Zuständen mit blassblauem, kaltschweißigem Gesicht. Es regt das Herz- und Kreislaufzentrum an. Beim Menschen fällt es als Ausscheidungsprodukt über die Niere an, wo es den Harnstoff des Blutes unschädlich macht. Ein Zuviel zerstört Blutkörperchen und wird über die Lunge ausgeschieden. Als Arznei oft lebensrettend für kleine rundliche Kinder und ältere korpulente Menschen.

- dicker, brennender, blutiger Schnupfen, Nase nachts verstopft; tief sitzende Bronchitis, Gefühl zu ersticken, schlimmer abends, 3 bis 4 Uhr, kleine Schlucke kalten Wassers lindern; Trübwetterdepression bei insgesamt trübem Gemüt

Antimonium crudum Der *Grauspießglanz* ist unsere wichtigste Arznei für Verkühlungen von Menschen mit schwacher Haut und Schleimhaut, die den Einfluss von Kälte im heißen Sommer, wie Schwimmbad, kalte Dusche, kaltes Getränk, oder einen kühlen Abend nicht abwehren können.

- grippige Empfindungen wie Fieber, Schnupfen, Husten, Magenweh oder Durchfall; Schrunden in der strengen Kälte an Lippen, Händen, Füßen, Fersen; symptomatisch ist eine dickweiß belegte Zunge, als sei sie mit Kalk angestrichen

Apis Wenn die *Honigbiene* sticht, empfinden wir einen heftig brennenden, stechenden Schmerz, die Haut schwillt allergisch-entzündlich an, ist hellrot, trocken-heiß, sehr berührungsempfindlich. Kühle lindert.

- so erleben wir jede Entzündung der Haut, der Schleimhäute, der inneren Organe oder des Gehirns bei Sonnenstich; der Leidende ist unruhig, verlangt nach Kühle und ist ungewöhnlicherweise praktisch durstlos, sehr ruhelos und benommen im Kopf

Aranea diadema Alle *Spinnengifte* sind Nervengifte. Menschen, die der heilenden Kraft der *Kreuzspinne* bedürfen, leiden an intensivem, neuralgischem Rheuma der Glieder mit eisigem Kältegefühl bis auf die Knochen, an Trigeminus oder Zahnschmerz.

- periodisches Auftreten zur gleichen Stunde nachmittags, verursacht durch feuchte Gegenden, Wetterwechsel zu feucht, nasskaltes Wetter, Nebel; Fersenbeinschmerz zieht nach oben, Tabakrauchen bessert!

Argentum nitricum Das *Silbernitrat* ist uns als *Höllenstein* bekannt. Als Arznei wirkt es auf die übererregten Nerven, sowohl im Hirn als auch im Magen, von eher hageren, schlanken, blassen, hektischen, übernervösen, zittrigen, überempfindlichen, ängstlichen, unsicheren und depressiven Menschen jeden Alters. Angst beherrscht ihr Wesen bei allem, was ihnen bevorsteht. Bei jedem Ereignis, bei jeder Begegnung,

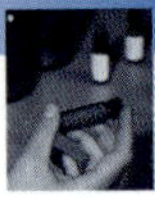

bei jeder Prüfung. Alles müssen sie festhalten: Kopf, Herz, Magen, Arme und Beine.

- beste Arzneien bei Prüfungsangst und Erwartungsspannung: nervöses Herzklopfen, Blasendrang und Durchfall durch Aufregung; die Stimme rauh belegt, sie versagt, Hände und Knie zittern, besser durch Gegendruck und Festhalten

Arnica Aus dem getrockneten Wurzelstock des *Bergwohlverleih* entsteht unsere erste Verletzungsarznei! Sie wirkt auf die Blutgefäße und auf verletztes Gewebe, mindert also Blutung und Schmerzen.

- erstes Mittel bei Verletzungen jeder Art, äußerlich oder innerlich, offen oder geschlossen – nicht nur in den Bergen, wie der Volksname sagt, auch bei Überanstrengung mit nachfolgender Erschöpfung, beim Sonnenbrand; Gefühl wie zerbrochen, zertrümmert, zerquetscht; höchst berührungsempfindlich

Arsenicum album *Arsen*, das Gift, das früher so vielen den Tod brachte, ist der Inbegriff des Zerfallens. Sobald wir das Arsenerz berühren, zerfällt es. Homöopathisch gesehen bedeutet das folgerichtig: Beginn des Lebens! Nachdem der Leidende – besonders in der Kälte, aber auch bei kühlerer Heuschnupfenzeit – sein trockenes, durstloses Fieber, seine Grippe mit ängstlicher Unruhe und raschem Verfall, seine Ohnmachtsneigung mit eiskaltem Schweiß überall, seinen Heuschnupfen, seine trockene Neurodermitis, eine Nahrungsvergiftung, einen Durchfall, einen Sonnenbrand, seine Prüfungs- und Erwartungsangst überwunden hat.

- fröstelt, alles brennt, trotzdem bessert Wärme in jeder Art; hüllt sich warm ein, außer am Kopf; brennender Durst nach heißen Getränken, trinkt aber kaum davon; übler draußen, nachts, Mitternacht bis 3 Uhr, Kälte, nasskalt

Badiaga Das ist der russische Volksname für den dort heimischen *Süßwasserschwamm*. Seine stoffliche Wirkung beruht als Volksheilmittel auf dem Jodgehalt. Deshalb ähnelt der Heuschnupfen dem Bild von *Jodum*.

- Schnupfen, würgender Husten, Asthma mit dickem, gelbem Schleim durch feuchtkalte oder feuchtwarme Winde; trinkt große Mengen kaltes Wasser; schlimmer um 15 Uhr, besser im warmen Zimmer; ganze Haut wie wund und höchst berührungsempfindlich

Belladonna Die einheimische *Tollkirsche* ist kräftig rot bis bläulich, glänzt prall wässrig und gedeiht in der Wärme. Das enthaltene *Atropin* wirkt auf Blutgefäße und Nerven. Der ihr als Arznei bedürftige Mensch mit Fieber, Entzündungen, Herzpochen infolge Unterkühlung, Entblößung erscheint eher rundlich, offen, liebenswert, will aber, wenn krank, seine Ruhe haben. Großartige Kinderarznei!

- plötzliche fiebrige oder entzündliche Störungen; hohes, dampfendes, benebelndes Fieber mit glänzenden Augen, großen Pupillen; alles pocht wellenartig; schlimmer nachts; meist zweite Fieber- und Entzündungsarznei, nach *Aconitum*, mit Verlangen nach Wärme!

Bellis Der Gesamtextrakt des *Maßliebchens*, das uns allen als *Gänseblümchen* entgegenlächelt (wie *Arnica* und *Calendula* ein Korbblütler), wirkt auf die Muskelfasern der Blutgefäße und auf zerstörtes Gewebe. Entsprechend erleben wir Verletzungsschmerzen wie zerquetscht, zerbrochen, geprügelt.

- Allergien wie Nesselsucht, Quaddeln, besser durch Kühle; Schürfwunden, Knutschflecken und Quetschungen, besser durch Wärme; die Haut heilt ohne Spuren und Narben ab

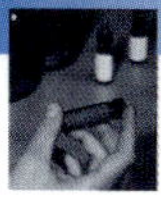

Bromum Das *Brom* gehört zu den *Halogenen* (Fluor, Chlor, Brom, Jod), die alle von innerer Unruhe und Wärmeunverträglichkeit gezeichnet sind. So auch der Mensch, der sie als Heilmittel braucht.

- allergische Katarrhe mit laufender Nase, Bronchitis oder Asthma, vorübergehend gelindert durch schluckweise kalte Getränke; schlimmer durch Meeresluft am Strand, besser auf dem Meer

---

Bryonia Die einheimische *Zaunrübe* enthält viele Bitterstoffe, die immer einen Bezug zur Leber und zu den Organhäuten des ganzen Körpers haben. Entsprechend wirkt sie als Arznei auf Schleimhäute, Galle, Gelenke. Es muss sich folglich um einen galligen Menschen handeln, der seine Ruhe haben will, sich nicht rühren und nicht berührt werden will!

- Entzündungsarznei nach *Aconitum, Belladonna* oder *Apis;* stechende, reißende, trockene Entzündungen oder mit entzündlichem Erguss, Fieber mit übermäßigem Schweiß und viel Durst, trockener, abgehackter Husten mit Kopfschmerzen, mit Schwindel; stechende Schmerzen bei der geringsten Bewegung, beim Übergang ins Warme, besser durch Ruhe, Gegendruck, Festhalten, Kühle, frische Luft; Folge von trocken-heißem Wetter, Sommergrippe, Sommerrheuma

---

Calcium phosphoricum Im menschlichen Körper befindet sich der *phosphorsaure Kalk* zu fast hundert Prozent. Genau hier setzen sich auch die Beschwerden bei jenen leicht frierenden Menschen fest, die seiner als Arznei bedürfen.

- Wachstumsschmerzen im Frühjahr entlang den Knochen, Rheuma im nasskalten Herbst

---

Calendula Aus dem frischen Kraut der *Ringelblume,* die in der Volksmedizin auf eine lange Geschichte der Anwendung zurückblickt, wird eine Verletzungsarznei gewonnen, die auf die arteriellen Blutgefäße und auf zerstörtes Gewebe ihre Wirkung entfaltet. Sie gehört wie *Arnica* und *Bellis* zur Familie der Korbblütler, wodurch sich ihre Schmerzqualität definiert: wie zerquetscht, zerschlagen.

- frische Wunden, insbesondere Risswunden, blasiger Sonnenbrand, nachdem die Blasen sich geöffnet haben; auch äußerlich als Salbe auf Wunden und wunde Hinterteile von Radfahrern

---

Camphora Der *Kampfer,* der aus der südostasiatischen Pflanze *Cinnamomum camphora* gewonnen wird, erweitert das arterielle Gefäßsystem, wirkt also während der kalten Jahreszeit kreislaufanregend im ersten Stadium einer Grippe, bei Kreislaufbeschwerden, Ohnmacht ohne Schweiß und Durchfall.

- angenehm erwärmende Wirkung gegen Unterkühlung in der kalten Jahreszeit; Kälteschock mit plötzlicher Erschöpfung, Kollaps, Muskelstarre, Pulslosigkeit; eisige Kälte des Körpers, will aber nicht zugedeckt werden trotz Verlangen nach äußerer Wärme

---

Cantharis Die Wirksubstanz aus der *Spanischen Fliege* ist der Volksmedizin als blasenziehendes Mittel (Canthariden-Pflaster, ABC-Pflaster) bekannt. In der Homöopathie wirkt sie folglich auf bläschenförmige Entzündungen der Haut und Schleimhäute, auf alle blasenförmige Organe, besonders die Blase.

- heftiges Brennen bei allem, was mit Blasen oder mit der Blase zu tun hat: bläschenförmiger Ausschlag bei Halsentzündung, bei Mundfäule, bei Sonnenallergie, beim Sonnenbrand, bei Windpocken, bei Blasen am Fuß nach Wandern, nach Verbrennungen oder Blasenentzündung; schlimmer durch Druck, Be-

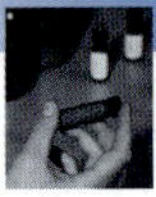

rührung, Ruhe; Warmhalten und Umhergehen lindern

Carbo vegetabilis Die *Holzkohle* brennt nur, solange wir ihr Luft zufächeln. Wenn nicht, dann glimmt sie, langsam auskühlend, vor sich hin. So ist es auch mit dem Menschen, der ihrer bedarf. Ihm geht die Luft aus! Ursache ist ein Mangel an Sauerstoff zum Verbrennen giftigen Stoffwechselabfalls. In der Folge erkältet er sich mit brennend fließendem Schnupfen, mit schwächlichem Husten, hinfälliger Atemnot, brennender Brust, blauen Lippen, mit gärender Blähsucht im Oberbauch, mit schwachem venösem Kreislauf, mit schlapper Lustlosigkeit und Selbstmitleid.

- Frühjahrs- und Herbstgrippe durch warmen, feuchten Wind nach kühlen Tagen oder im Frühling, wenn der kühle Frühling in föhnige Wärme umschlägt oder wenn heiße, schwüle Tage von zu kühlen Abenden gefolgt werden; schlimmer gegen Abend, nach dem Essen, trotz Kälteempfindlichkeit besser durch Zufächeln frischer Luft.

Causticum Erst mit Wasser und Luftzufuhr reagiert der *Ätzkalk,* dessen Volksname uns die brennenden, ätzenden, wund machenden Schmerzen verrät, die jener trockene, mitfühlende, unruhige, grippegeschlagene, rheumaleidende, ekzembehaftete Mensch erleidet, der durch ihn als Arznei geheilt wird. Schon Kinder sind so mitleidsvoll, dass sie mit jeder leidenden Kreatur weinen.

- leidet bei schönem, kühlem Wetter, vor allem im klaren Sommer, fühlt sich am wohlsten in feuchtem Klima mit trübem Himmel

Coca Aus den Blättern des *Kokastrauches*, der „göttlichen Pflanze der Inkas“, wird unsere bewährte Arznei für Höhenkrankheit bei Bergsteigern, Almbauern, Skifahrern und Peru-Reisenden hergestellt. In Deutschland wegen „Drogenschutzgesetz“ verboten.

- Höhenkoller bei zu raschem Höhenwechsel, rauschartige Benommenheit, Herzklopfen, Herzbeklemmung, Ohrensausen, ungerichtete Angst

Cocculus Es sind die reifen Früchte einer indischen *Schlingpflanze*, aus denen die *Kockelskörner* gewonnen werden. Als Arznei wirken sie auf das Nervensystem, vorwiegend mit Schwindel.

- beste Arznei bei Reisekrankheit durch kurvenreiche Strecken, Schlingern des Schiffes; Erbrechen im Schwall

Conium Der *Schierling* ist uns vom Becher des Sokrates in Erinnerung. Er starb an einer aufsteigenden Lähmung. Kräfteverlust zeichnet auch den Arznei-Bedürftigen, ein eher hypochondrisches männliches Wesen.

- durch Schneewetter ausgelöste Mattigkeit mit Zittrigkeit und Schwindel; schmerzhaftes Gehen infolge steifer Beine

Crataegus Die reifen Früchte des europäischen *Weißdorns* wirken – wie Digitalis – auf die Gefäße und auf die Dynamik des Herzens. Weit bekannt ist seine arzneiliche Anwendung bei leichter Herzschwäche mit sogenannten Herzseufzern, mit Gähnen und Gliederstrecken.

- Föhn und zu rascher Höhenwechsel bei Bergtouren lösen Stirnkopfschmerz und Schwindel aus mit langsam pochendem, stolperndem Herzen; müde, matt, zerschlagen oder niedergeschlagen, ängstlich, reizbar

Crotalus Alle Schlangengifte verdünnen das Blut und stauen das Gewebe. So auch das Gift der *Klapperschlange*. Herzklopfen, Herzdruck

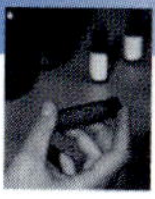

und Wassereinlagerungen sind die Folgen, die mit der Arznei ausgeglichen werden.

- geschwollene Beine bei feuchter Schwüle mit Empfindlichkeit gegen Berührung, mit hitziger Aufgeregtheit oder mit kollapsartigem Frost; Ruhe, kühle Luft und Schweiß erlösen den Bann

Cuprum metallicum Das *Kupfer* vergiftet Nerven- und Muskelzellen. Als bewährte Arznei wird es angewandt bei Krämpfen allgemeiner Natur, besonders bei Muskelkrämpfen.

- Wadenkrampf bei Freizeitsportlern wie Skiläufern, Skatern, Bergsteigern, Wanderern, der sich durch Festhalten der Wade und kräftiges Auftreten mit dem Fuß allmählich löst

Dulcamara Das *Bittersüß* ist ein *Nachtschattengewächs*. Es gedeiht am stets bewegten Wasser zwischen Schilf und Ufergesträuch, dem es sich federnd anschmiegt. Als Arznei wirkt es auf Schleimhäute der Atemwege, der Verdauung und der Harnwege, die Gelenke und die Haut, was sich als Grippe mit Stockschnupfen nachts, draußen und im Kalten, als lockere Bronchitis, als feuchtes Asthma mit schwierigem Auswurf, als Magen- und Darmkatarrh, als Blasenkatarrh mit Reizblase, als Muskelrheuma, als Kälteallergie mit Nesselsucht und als Neurodermitis äußert.

- feuchtes Heuasthma im Frühjahr und August im Wechsel mit Hautausschlag oder Rheuma oder Durchfall; alles schlimmer durch feuchtes Wetter, Wetterwechsel zu kalt oder Wechsel zu kühlen Abenden nach heißen Tagen (Berge, Wüste) oder Wechsel von warmen zu kühlen Räumen (Metzger) oder durch Sitzen auf kaltem Boden; alles besser durch warmes, trockenes Wetter, durch trockene, warme Auflagen und durch leichte Bewegung

Eupatorium perfoliatum Der *Wasserhanf* Nordamerikas gebiert eine Arznei für rheumatische oder tropische Grippe mit Frostschauder im Rücken, auffallend viel Durst, trockenem Fieber, mit drückendem, klopfendem Kopfweh, Übelkeit und mit müden, steifen Muskeln.

- Verkühlung bei nasskaltem oder feuchtwarmem Wetter – sommers oder winters; rheumatische Grippe, Beginn aller tropischen Infektionskrankheiten; Rücken wie zerschlagen, Knochen, Muskeln, Gelenke wie verrenkt; Schweißausbruch kündigt Besserung an

Euphorbium Die nordamerikanische *Wolfsmilch* sondert ein Gummiharz ab, das in der Homöopathie als bewährte Arznei beim Heuschnupfen mit Heuasthma seine Verwendung findet. Dabei steigen Stiche vom Magen hoch zu den Seiten der Brust, lösen ununterbrochenen, krampfenden Husten aus, tags und nachts, so dass der Brustkorb mit beiden Händen festgehalten werden muss.

- Heuschnupfen bei sommerlich heißem Wetter; alles trocken, fiebrig, asthmatisch; heftiges Jucken in Nasenwurzel und Brustmitte; kann nicht niesen trotz heftigem Niesreiz; schlimmer drinnen, möchte raus in kühle Luft, kann aber nicht wegen Fiebrigkeit

Euphrasia Der *Augentrost* wächst als Unkraut in unseren heimischen Wiesen. Er ist ein altes Volksheilmittel, wobei der Volksname seine homöopathische Verwendung für Augenbeschwerden verrät. „Scheibenwischer der Hornhaut"!

- Heuschnupfen mit brennendem Tränenfluss, mildem Nasenfluss; blinzelt sich die Sicht frei; Schlaf ungestört; frische Luft, Dunkelheit und Kaffee erleichtern

Ferrum phosphoricum Eine große Fieber- und Durchfallarznei ist das *Eisenphosphat* für alle, die sich trotz Erkrankung in keiner Weise beeinträchtigt fühlen.

- typischer Sommerdurchfall mit unverdauten Stühlen ohne Krämpfe, ohne Geruch, ohne lädiertes Allgemeingefühl

Gelsemium Die Arznei aus dem *wilden Jasmin* kennen wir als Hilfe gegen zittrige Aufregung, wenn wir mit tiefrotem Gesicht auf ein unangenehmes Ereignis zusteuern müssen. Aber auch gegen Föhnbeschwerden, Sommergrippe und Katarrhe zu anderen Jahreszeiten, wenn plötzlich warme Tage einbrechen, begleitet von Nackenkopfweh, Rückenfrost, Mattheit, Schlappheit und innerer Zittrigkeit.

- Einbruch warmer Tage nach Kälte, feuchtes, schwüles, föhniges, gewittriges Wetter; vor und nach Ereignissen; Fülle des Kopfes, fiebrige Hitze ohne Durst und gleichzeitig Frost!

Glonoinum *Nitroglyzerin* oder *Dynamit* genannt, spricht das für heftige Dynamik. Bekannt als „Nitro-Spray" bei Angina pectoris, da es entkrampfend wirkt auf die arteriellen Blutgefäße, besonders Hirnarterien und Herzkranzgefäße. Ein hochrotes Gesicht begleitet die Beschwerden des Arznei-Bedürftigen, der sich, hochgradig erregt, ziellos umherbewegt. So sehr, dass er, ängstlich weinend, weglaufen will, weil er sein Zuhause nicht mehr erkennt, obwohl er daheim ist.

- Sonnenstich, Herzdruck, Blutdruckkrise; Wein und Sommerhitze verschlimmern die Zustände oder lösen sie aus

Graphites Das *Graphit* oder *Reißblei* zerstört die Haut und die Schleimhäute der Atemwege und des Verdauungssystems. Beim Arznei-Bedürftigen sind eitrige, rissige Haut an den Körperöffnungen und trockene, brennende, wunde, geschwürig zerfallende Schleimhäute bezeichnend. Die zugehörige Person erscheint uns geistig träge, frostig, faul, fett, gefräßig und wagemutig frech. Diese Eigenschaften sind aber eine Folge der verlorenen Spannkraft im Körperlichen wie im Seelisch-Geistigen. Wollen, Streben und Kontrolle über die Grenzen des natürlichen Bedarfs sind vermindert.

- Nässende, eitrige, rissige, honigfarbene Neurodermitis bei blassen Menschen, schlimmer im Sommer (winters erkältet)

Grindelia Das Gift des nordamerikanischen *Grindeliakrautes* bewirkt trockene Katarrhe. Charakteristische Erscheinungen für seinen homöopathischen Einsatz sind Asthma, Emphysem, Erstickungshusten mit aussetzender Atmung nach dem Einschlafen.

- chronische Herbstbronchitis bei nasskaltem Wetter

Hepar sulfuris Ein Gemisch von Austernschalen und Schwefelblumen stellt die *Kalkschwefelleber* dar mit wirksamer homöopathischer Beziehung zu Eiterungen der Haut und der Schleimhäute, mit Ekzemen, Abszessen, Asthma, Bronchitis und Rheuma.

- alles schlimmer bei trockenem, schönem, kühlem bis kaltem, windigem Wetter; besser, wenn der Regen fällt, bei feuchtem Wetter, durch warmes Einhüllen über den Kopf hinweg, durch warmes Essen und Trinken

Hypericum Aus der ganzen Pflanze in der Blütezeit gewonnen, ist das *Johanniskraut* in der Volksmedizin als Nervenberuhigungsmittel bekannt. Zwei wesentliche homöopathische Anwendungen sind bezeichnend: Verletzung von Nerven jeder Art und krampfartiges, spastisches Asthma mit ausgesprochener Trockenheit im Rachen bei herbstlichem Nebel.

- Folge von Nervenquetschung, -zerrung, -verletzung, -zerreißung; Folge von Nebel mit Asthma, beugt Kopf nach hinten; beginnender Auswurf und beginnendes Schwitzen weisen auf Besserung hin

Ignatia Eigentlich ist die Arznei aus der philippinischen *Ignatiusbohne* unsere beste bei akuten Sorgen und Kummer. Nicht nur bei Erwachsenen. Ob Trennungen wie Kindergarten, Schulbeginn, Liebeskummer im Sinne der Trennung, des Verlustes, des Allein-Gelassen-Werdens, des Heimwehs, immer sind es zarte, blonde Wesen mit geckigen, ängstlichen Bewegungen, mit einem Lächeln hinter stillen Tränen. Sie sind jedoch durch ihr wechselhaftes Gemüt nicht leicht zu erfassen.

- wissen nie so recht, was sie wollen; paradoxe Beschwerden; weisen Trost zurück; Bauchkrämpfe durch Sorgen, besser durch Krümmen

Jodum Das Halogen *Jod* als Arznei ist für einen Menschen bestimmt, dessen Stoffwechsel durch rasche Verbrennungsprozesse gekennzeichnet ist. Seine Schilddrüse arbeitet auf Hochtouren. Besonders beim Seeküstenbewohner. Dieser fühlt sich heiß, die geringste Wärme erregt, beängstigt mit Bangigkeit. Trotzdem sieht er blass, fahlgelb, eingefallen, erschöpft aus. Haut und Glieder sind kalt, er selbst hektisch, ängstlich, besorgniserregend unruhig, ständig beschäftigt mit kleinen Happen Essen; fühlt sich nur dabei wohl, trotzdem Abmagerung.

- abgemagerter Dauerfresser; alles brennt; ätzender, reichlicher Fluss beim Schnupfen oder Heuschnupfen; trockenes Asthma oder Heuasthma bei der geringsten Wärme, Hitze unerträglich; alles schlimmer am Meer

Kalium bichromicum Wie alle *Kalium*-Arzneien hat auch *Kaliumbichromat* einen tiefen Bezug zur Schleimhaut, besonders zu den Atemwegen. Homöopathisch gesehen, wuchern hier Polypen mit blutigen Krusten und ausgestanzten Geschwüren. Die Nasennebenhöhlen sind chronisch entzündet, pfropfartig verstopft, die Nasenwurzel drückt, gummiartiger Schleim läuft über den Nasenrachenraum in den Schlund.

- chronische Sinusitis im noch kalten Frühling, im schon kalten Herbst oder durch Klimaanlagen; Nasensekret dick, zäh, grünlich, fadenziehend

Kalmia Der *Berglorbeer* schenkt uns eine gute Rheumaarznei, wenn mit den Gelenkbeschwerden gleichzeitig Herzsensationen auftreten.

- besonders bei stürmischem Wetter; wandernde, stechende Gelenkschmerzen, Herz klopft, sticht atemraubend bis in die Schulterblätter

Lachesis Aus der *Buschmeisterschlange* gewinnt die Homöopathie eine tief greifende, kräftige Arznei für ebensolche Menschen mit rotem Kopf und hitzigem Gemüt. Deren eigentliches Schicksal ist der Kampf zwischen einer hohen Intelligenz und einer gleichsam starken Libido. Heuschnupfen, Lichtscheu, Stauungen überall; Herzenge und Kreislaufbeschwerden sind die Folgen.

- je heißer und feuchter das Wetter, Frühjahr bis Herbst; alle Beschwerden nach Schlaf oder Schläfchen schlimmer; nichts darf den Hals berühren; eher auf der linken Seite des Körpers

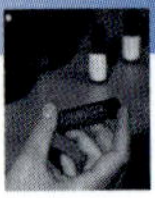

Ledum Diese Arznei aus den trockenen, jungen Sprossen des nordischen *Sumpfporst* wirkt auf entzündliche Prozesse infolge von Stichwunden.

- Folgen von Stichverletzungen jeder Art, Zeckenbiss, Insektenstiche (nach *Apis*), Boxerauge mit glattrandigem Bluterguss; Kälte bessert

---

Magnesium carbonicum Das *Magnesiumkarbonat* ist eine große Arznei. Heute lernen Sie nur seine bezeichnende Schmerzart.

- trockener, kühler Wind löst messerscharfe Neuralgien aus und Kopfschmerz auf dem Scheitel

---

Marum verum Der *Katzengamander* gehört zur Familie der Lippenblütler, die uns an den offen stehenden Mund unserer Polypen-Kinder erinnern. Für sie und für Rundwürmer (Askariden) ist die Arznei uns sehr bekannt. Schnupfen, asthmaähnliche Bronchitis sind Dauerbegleiter.

- chronische Herbstbronchitis durch nasskalten Herbst, Nebel; frostig, geht trotzdem raus; Nase total verstopft, trotzdem fließt sie gleichzeitig draußen, schwer auszuschnäuzen; Völlegefühl der Nasenlöcher; Husten verschlimmert Hustenreiz

---

Medorrhinum Diese Arznei, aus einer *menschlichen Erkrankung* gewonnen, ist eine wahre Gedächtnisstütze für Prüflinge jeden Alters.

- Ängste vor Prüfungen, obwohl in der Regel gut vorbereitet, Konzentration versagt allmählich, kann sich an das Gelernte nicht mehr erinnern, je länger die Prüfung dauert; schleichender Gedächtnisabfall

---

Medusa Manch einer hat das Gift der *Feuerqualle* durch Baden im Meer bereits am eigenen Leib erfahren müssen. Es verursacht Verbrennungen der Haut, die es als daraus gewonnene Arznei auch heilt.

- verquollener, zerfetzt aussehender Nesselausschlag mit heftigem Brennen; feuchte Wärme lindert

---

Mercurius solubilis Das *lösliche Quecksilber* hat Hahnemann selbst zubereitet. Die Entzündung beim allergischen Geschehen beginnt mit klopfenden Schmerzen und kurzen Frostschaudern, die vor allem nachts über den Rücken wallen. Die Arzneiwahl stützt sich in erster Linie auf die Inspektion des Mundes: zäher Speichelfluss wie Seifenschmiere, dicke, grau belegte, schlaffe, geschwollene Zunge mit Zahneindrücken an ihren Rändern, auffallend starker Geruch aus dem Mund.

- alles bohrt und brennt; Frost, empfindlich auf Kälte, nasskaltes Wetter, trotzdem lindert äußere Kühle; in den Mund schauen und riechen

---

Naja Die *Brillenschlange* ist die am häufigsten vorkommende Unterart der *Echten Kobras*, der Hutschlangen, die sich im ostindischen Raum wohl fühlen, wo wir sie in feuchtem Gelände, in Parks, Gärten und Lagerschuppen finden. Bei Bedrohung nimmt sie die uns bekannte, durch Flötengaukler animierte aufrechte, sich wiegende Abwehrhaltung ein. Dabei spreizt sich ihre Nackenhaut zu einem hutförmigen Schild, die eine Brillenzeichnung sichtbar werden lässt. Daraus erklärt sich ihr Volksname. Ihr Gift wirkt ausschließlich auf das Reizleitungssystem des Herzens. Herzbeschwerden mit Flattern, Stolpern, mit sichtbarem, hörbarem, unregelmäßigem oder schwachem Herzschlag sind die Kriterien homöopathischer Anwendung. Auch beim Heuschnupfen!

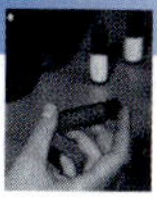

- je heißer und feuchter das Wetter; Frühjahr bis Herbst; schlimmer nach Schlaf oder Schläfchen; ständiges Hüsteln und Räuspern, „Herzhüsteln"; liebt eher Wärme

Natrium carbonicum Wer *Natriumkarbonat* als Arznei braucht, ist ein Zuckerschlecker, der zum Überfuttern neigt und darauf durch Völle, Blähsucht und Übelkeit ängstlich verstimmt ist.

- ängstliche Melancholie bei allen Störungen des Befindens: beim Gewitter, bei trockener Hitze, beim warmen, trockenen Südwind mit dumpfen Kopfschmerzen wie zum Platzen

Natrium muriaticum Beim homöopathischen *Kochsalz*-bedüftigen Menschen sind Haut und Schleimhäute trocken. Denn ihm fehlt das Salz, das die Flüssigkeit anzieht, aufsaugt und in Bewegung versetzt. Er vergisst lange zurückliegende Sorgen, Kümmernisse und Demütigungen nicht, holt sie immer wieder hervor, grübelt traurig darüber nach, zieht sich zurück. Haut, Gewebe, Gedanken und Seele sind ausgetrocknet, höchst berührungsempfindlich in jeder Schicht. Der Fluss der Gedanken, der Gefühle, der Ausscheidungen stockt.

- verträgt keine Sonne und Hitze, obwohl frostig; Heuschnupfen, Neurodermitis über Sommer, Grippe, Kälteallergie, Riss in der Mitte der Unterlippe, Trübwetterdepression über Winter

Natrium sulfuricum Aus dem *Glaubersalz* macht die Homöopathie eine ausgezeichnete Herbstarznei für Asthmatiker, Bronchitiker und Rheumatiker. Jede Erkältung zieht eine asthmatoide, spastische Bronchitis nach sich. Rasselnder, giemender, keuchender Husten wird begleitet von dickem, fadenziehendem, gelbgrünem Schleim. Der Betroffene muss mit beiden Händen seine Brust halten, weil ein stechender Schmerz durch die untere linke Brustseite schießt.

- bei regnerischem, nasskaltem, nebligem Wetter, bei Aufenthalt an feuchtem Binnensee oder Wetterumschlag zu schwüler Luft im Sommer, zu feuchter Kälte im Herbst, um 4 bis 5 Uhr; besser in trockener Wärme, verträgt aber keine Sonne und Hitze

Nux moschata Die *Muskatnuss* hat einen Bezug zu Magen und Nerven. Homöopathisch verwenden wir sie als Wachhalte-Arznei bei Übermüdung beziehungsweise bei Frühjahrsmüdigkeit.

- blähen, gähnen, rülpsen bei allen Beschweren

Nux vomica Wenn das Frühjahr oder der Herbst durch trockene Kühle gezeichnet sind oder die Wetterlage durcheinander geraten ist, wird die indische *Brechnuss* als Arznei vielen eine große Hilfe sein, sobald eine Erkältung mit trockener, kitzelnder Nase beginnt.

- kälteempfindlich, geht trotzdem raus; Nase trocken, kitzelt nach Verkühlung (geringster Luftzug genügt!), öffnet aber Fenster; Nasenlöcher abwechselnd verstopft, was am Schlafen hindert

Okoubaka Bewährt hat sich diese noch wenig bekannte Arznei bei Nesselsucht mit Quaddelbildung überall und bei leichten Verdauungsstörungen.

- Nesseln beim Auskosten fremdländischer Nahrung

Petroleum Die Arznei aus dem *Steinöl* werden all jene unter Ihnen lieben, die auf das Bergauf und Bergab beim Autofahren, auf Turbulenzen beim Fliegen, auf das Stampfen eines Schiffsbu-

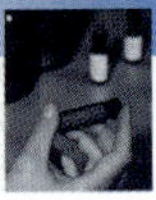

ges reagieren. Oder die sich im Schnee Erfrierungen zuziehen. Oder deren Ekzem sich im Winter verschlimmert.

- Reiseübelkeit mit Schwindel, würgendem Erbrechen, besser durch Flachliegen, durch wenig Essen; übel aussehende, schmerzhafte Frostbeulen, die jährlich aufbrechen; nässendes, übel riechendes Ekzem mit tiefen Rissen bei nasskaltem Wetter

Phosphorus *Phosphor* ist ein griechisches Wort und heißt „Träger des Lichtes". Jener kranke Mensch, dem er als Arznei entgegenleuchtet, schwankt zwischen Licht und Dunkel. Je nachdem, ob ihm die Möglichkeit gegeben wurde, Gefühl und Sinne seiner unbewussten Welt zu leben und zu erleben, werden das Licht oder das Dunkel oder beide zu seinem Schicksal. Gewitterangst, Heuschnupfen mit Lichtscheu, Konzentrationsmangel sind einige der Störungen. Jede Erkrankung führt zurück ins Dunkel: traurig, verlassen, berührungsempfindlich, verliert Leuchtkraft, verbrennt bis zur Erschöpfung.

- während der Dämmerung, durch geistige Überanstrengung, durch Alleinsein

Pulsatilla Wer kennt nicht die wunderschöne, lieblich zarte *Anemone*, die frühjahrserwachend unsere heimischen Wiesen ziert. *Kuhschelle, Windblume, Venusträne* sind nur einige ihrer Volksnamen, die alle ihre tiefe Bedeutung haben. So ist der zugehörige, arzneibedürftige Mensch eher ein rundliches Mädchen oder eine Frau. Charakter und Symptome sind rasch veränderlich, von Widersprüchlichkeit gezeichnet. Beinschwellungen im Sommer, tränende Augen im Winter.

- widersprüchliche, rasch veränderliche Symptome; fröstelt, liebt aber Kälteanwendungen; bewegt sich gern langsam in kühler, frischer Luft, obwohl sich draußen alles verschlimmert, besonders im Wind, bei Wetterwechsel von kalt nach trockenwarm

Pyrogenium Sie ist eine beliebte Winterarznei für Erkältungen, vor allem bei *DTP-geimpften* (Diphtherie-Tetanus-Pertussis) Kindern. Bei rohen, wunden Halsschmerzen, absteigendem Husten und Bronchitis, die an Hartnäckigkeit kaum zu überbieten sind. Nicht selten sind diese von septischem Fieber „gekrönt".

- paradoxes Symptom: niedriges Fieber mit schnellem Puls, hohes Fieber mit langsamem Puls

Rhododendron Vorwetterfühligkeit ist die Domäne arzneilicher Anwendung der *Alpenrose*. Elektrische Spannungen werden als Rheuma in den kleinen Gelenken empfunden und als kribbelnde Neuralgien in den Zähnen, Unterarmen und Beinen.

- wandelndes Barometer; Föhn, Gewitter, Wind, Sturm, Wetterwechsel

Rhus tox Gewonnen aus den frischen Blättern des nordamerikanischen *Giftsumach,* wirkt die Arznei auf die meisten Gewebe des Körpers: bei Gelenkrheuma, Ischias, Verstauchung, Gelenkzerrung, bei rheumatischer Grippe, Bläschenausschlag, Herpes, Nesselsucht und bei Sonnenbrand mit viel Durst.

- Überanstrengung, Unterkühlung, Durchnässung, Verstauchung; „wie zerschlagen", Verschlimmerung durch Ruhe, Besserung durch Wärme

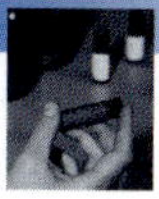

Ruta Bei überanstrengten Gelenken, Sehnen und Knochenhäuten ist der arzneiliche Geheimtip unsere heimische *Gartenranke*.

- Verletzungen der Knochenhaut

Sabadilla Der *Läusesamen* ist eine mexikanische Lilie. Sein Volksname verrät seine arzneilich bewährte Anwendung bei Läusen. Es soll aber nicht erstaunen, dass er neben Läusen auch den Heuschnupfen heilend begleiten kann.

- je frischer und kühler die Luft im Frühjahr; starkes Frösteln trotz täglichem Fieber zur gleichen Stunde; Nasenwurzel krampft; trockene Rachenreizung mit Kloßgefühl; völlig denkunfähig ohne Kopfschmerz; besser Wärme in jeder Form, warmes Trinken, Einhüllen

Sanguinaria Zinnoberrot ist der Saft der Wurzel und orangerot der Saft der Stängel. Das gibt der kanadischen *Blutwurz* ihren Volksnamen. Die Indianer benutzten den Saft für ihre Bemalung. Bei uns heilt die daraus hergestellte Arznei Heuschnupfen mit aufgedunsenem Gesicht und hektischer Wangenröte.

- rechtsseitige Beschwerden; alles brennt trocken, trotzdem Abscheu vor Kälte, Zugluft, aber auch vor Hitze; möchte frische Luft, kann aber nicht raus; saures Aufstoßen nach Husten

Sanicula aqua Das *Wasser* der nordamerikanischen *Sanicula-Quellen* schenkt uns eine wunderbare, aber zu selten gebrauchte Arznei für überaktive, widersprüchliche Menschen, besonders Kinder, mit allerlei zusätzlichen Beschwerden. In diesem Rahmen hilft es bei einer Art von Kälteallergie, die im Winter über den Grundgelenken der Finger eine rissige Flechte bildet.

- Person frostig, stillt aber Durst literweise mit eiskalter Milch; verträgt keine Wärme, keine warmen Räume, aber Kälte ist gleichermaßen unverträglich

Sarsaparilla Die nordamerikanische *Stechwinde* schenkt uns eine eigenwillige Heuschnupfen-Arznei für Menschen mit auffallender Abmagerung (auch bei Kindern!). Sie ähnelt derjenigen von *Jod-* und *Natrium-muriaticum*-Menschen, ist aber vergleichsweise durstlos. Schmerzen machen verzagt, übellaunig, überempfindlich, leicht beleidigt und verschlossen. Trotzdem sind diese Personen innerlich hitzig, äußerlich frostig und schwitzig mit fleckiger Röte im Gesicht. Und je stärker die innere Hitze, je wärmer Essen und Getränke, desto schlimmer werden alle Beschwerden außer dem äußeren Frostgefühl. Sie mögen erstaunlicherweise äußere Hitze, mit kaltem Essen und Trinken serviert!

- je schöner und trockener das Wetter im Frühjahr; innere Hitze, äußerer Frost, liebt trotzdem äußere feuchte Hitze

Secale Wer kennt nicht aus früheren Zeiten das *Mutterkorn*, das als sichtbares schwarzes Korn die Getreidehalme zierte. Als Kinder haben wir die mit dem Pilz infizierten Roggenkörner noch sammeln dürfen und dem Apotheker verkauft. Heute sind sie weitgehend ausgerottet ... Wenn Sie sich jedoch beim Radeln, Wandern, Skifahren oder durch sonstige wetterbedingte Umstände die Finger und Zehen abfrieren, sollten Sie sich die wohltuende Wirkung der homöopathischen Zubereitung auf die kleinen Blutgefäße zunutze machen.

- Erfrierungen durch Schneekälte; obwohl eiskalt, werden Wärme und wärmendes Zudecken nicht vertragen

Sepia Die Arznei, die aus dem *Tintenfisch* gewonnen wird, hat einen großen Bezug zu den weiblichen Hormonen, Organen und zur Anima in beiden Geschlechtern. Deren Gemüt kann sich unvorhersehbar verändern: von ängstlicher, depressiver Verstimmtheit bis zu unbeschreiblicher Faszination, von ideellem Engagement bis zur apathischen Gleichgültigkeit. Dahinter steht ein Mensch von feinsinniger Intelligenz, aber nicht immer kontrollierten Gefühlswallungen.

- Asthma oder Begeisterung während Gewitter; schwere Depression voller Klagen, mehrheitlich bei Frauen in den Wechseljahren, bei trübem Wetter

Silicea Die *Kieselsäure* wirkt auf schwaches Bindegewebe, auf geschwollene Lymphdrüsen und damit auf ein geschwächtes Abwehrsystem: chronischer Schnupfen, chronischer Husten, besonders im Winter, bei Kälte, durch Zugluft, Asthma vor Gewitter, chronische Eiterungen. Alle Ausscheidungen sind übel riechend, dünn und eitrig. Wunden heilen schlecht. Als Arznei wirkt die Kieselsäure heilend auf solches Geschehen. Die Person dahinter ist geprägt von Unsicherheit, Ängstlichkeit und Furcht vor den gestellten Aufgaben des Tages (oder den Schulproblemen).

- schlimmer durch Kälte in jeder Weise, durch Zugluft; hüllt sich gern warm ein, auch den Kopf, isst und trinkt aber kalt; Angst vor Prüfungen, die vergeht, sobald gefordert

Spigelia Das Gift des *Wurmkrautes* provoziert auf dem linken Scheitel ein stechendes, neuralgisches Kopfweh mit spürbarem und von allen sichtbarem Herzklopfen. Als Arznei bringt sie solche Beschwerden zum völligen Verschwinden.

- schlimmer bei feuchten, kühlen, stürmischen Sommerwinden

Staphisagria Aus dem *Stephanskraut* wird eine große, personenbezogene Arznei hergestellt. Hier allerdings folgen nur zwei großartige bewährte Anwendungen.

- glatte Schnittwunden jeder Art; Vorbeugung von Insektenstichen

Strophanthus Das *Hundsgiftgewächs* gehört zur Familie der Lianen. Seine Samen wirken in Richtung Herz und Nerven. Daraus wird eine Arznei gebraut, die nicht nur Erregung wie Prüfungsangst mit „Brett vor dem Kopf" und Herzklopfen besänftigt, sondern auch erschöpfte Sportler, besonders Skilangläufer und Abfahrtsläufer, beruhigt. Bei Einschlafstörungen durch nervöses Herzklopfen ist sie ebenfalls wirksam.

- Prüfungsarznei mit Herzflattern; Erschöpfungsarznei mit beschleunigtem Puls und schwerem Atem

Sulfur Der *Schwefel* findet sich überall auf und in der Erde. Wenn er auch stinkt, so ist er doch die „Königin" unter allen Arzneien. Ebenso häufig finden wir jene Menschen, die ihn als Arznei nötig haben, die „stinken" und sich trotzdem als „königlich" befinden. Wir unterscheiden zwei Erscheinungen mit hängenden Schultern: einer kräftig, rundlich, rot, der andere schmal und blass. Beide allerdings hitzig, feurig, brennend, schmutzig, schlampig oder vernachlässigt. Der Runde ein aktiver Problemlöser, der Schmale ein passiver, arbeitsscheuer Pseudophilosoph mit einem ganz persönlichen Weltbild.

- Röte und Brennen überall; öffnet Türen und Fenster; selbst bei Kälte nur mit T-Shirt und Sandalen bekleidet; voller Hitze, voller Schweiß, mag trotzdem trockene Wärme; alles übler in warmen Räumen, morgens 10 Uhr, nachts 3 Uhr, beim Niederlegen, in der Bettwärme, durch Wasser, Frühjahr bis Herbst (z. B.

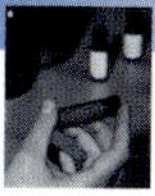

Ekzem), feuchte Kälte (z. B. Erkältung), feuchte Wärme, Wetterwechsel

Symphytum Der allgemein bekannte heimische *Beinwell* liefert uns eine bewährte Arznei für eine raschere Heilung der Knochen bei Brüchen aller Art.

- für verletzte Knochen

Tabacum Die getrockneten Blätter der *Tabakpflanze* wirken auf die kleinen, arteriellen Blutgefäße und auf das vegetative Nervensystem. Das bedeutet homöopathisch: Herzkrampf, Kreislaufbeschwerden, Schwindel, Ohnmacht, Durchblutungsstörungen, Magenkrämpfe, Übelkeit, Erbrechen, Durchfall, kalte, klebrige Schweiße überall; blasses Gesicht mit blauer, kalter Nasenspitze sind übliche Folgen. Wie beim Rauchen der ersten, geheim erworbenen Zigarette. Trotz der Kälte auf der Haut fühlen wir drinnen viel Hitze, vertragen es aber nicht, zugedeckt zu werden.

- heftige Schiffsbewegungen; übel, kaltschweißig, krampfhaftes Erbrechen; Niederlegen, frische Luft, Augenschließen lindern

Thuja Der europäische *Lebensbaum* liefert die Arznei für Beschwerden an den Schleimhäuten: chronischer Schnupfen, chronische Nebenhöhlenentzündung, Polypen, Herbstschnupfen, Herbstbronchitis, Herbstrheuma, nässende Neurodermitis. Als homöopathisches Naturgeschenk greift er dort heilend ein.

- alljährlich im nasskalten Herbst; schlimmer von 16 Uhr bis 4 Uhr morgens; Wärme bessert alle Beschwerden

Tuberculinum bovinum Diese aus einer *tierischen Erkrankung* gewonnene Arznei gehört eigentlich nur in die Hände des Homöopathen. Sie als Betroffener dürfen sie allerdings selbsttätig einmalig dazwischensetzen, wenn Ihre Föhnbeschwerden durch Ihre bewährte Arznei zwar besser werden, sich aber beim nächsten Föhn wieder einstellen.

- chronische Beschwerden durch Föhn

Urtica urens Das Gift der *Nessel* heilt, homöopathisch gesehen, die Folgen davon sowie eine Nesselsucht, die so ähnlich aussieht.

- Jucken und Brennen besser durch linde Wärme

Veratrum album Ähnlich dem *Tabacum*-Leidenden begegnen wir dem von der *grünen Nieswurz* Vergifteten: Blässe, kalter Schweiß, Übelkeit, Erbrechen. Das sind gleichzeitig seine homöopathischen Anwendungsgebiete. Der Erkrankte möchte trotz eiskalter Haut nicht zugedeckt werden.

- Sommer- und Winterdurchfall mit ohnmachtsartigen Anwandlungen bei und nach massiger Stuhlentleerung

Vipera Das Gift der *Kreuzotter* verursacht eine drückende Herzangst, während das Gesicht des Gebissenen immer bleicher wird. Das unterscheidet ihn von anderen, mit Schlangengiften verwundeten Personen. Die Angst hierbei ist meist größer als die giftige Wirkung. Bei exakt denselben Beschwerden, als *sei* der Erkrankte von einer Schlange gebissen, entfaltet das Gift seine homöopathische Wirkung. Das bedeutet Ähnlichkeit!

- einheimische Schlangenbisse; Vorsicht beim Wandern und Wildcampen

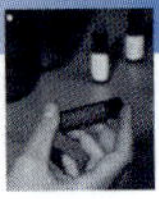

Anhang

Stichwortverzeichnis Arzneien

Bezugsadresse für Coca

Homöopathisches Labor Schmidt-Nagel
27, rue pré-bouvier
CH-1217 Meyrin/Genf

Tel: 0041/22/7191919
Fax: 0041/22/7191920
info@schmidt-nagel.ch

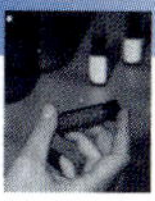

Stichwortverzeichnis Beschwerden und Krankheiten

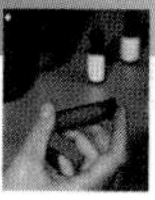

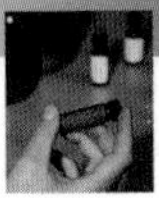

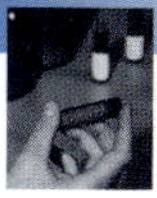

Literatur

Der Autor hat neben diesem Buch beim Karl F. Haug Verlag noch weitere Bücher veröffentlicht, die sich gegenseitig ergänzen. Im Einzelnen handelt es sich hierbei um:

Sachbücher

Homöopathie, eine Einführung in Bildern. ISBN: 3–8304–0810–2

Enders' Homöopathische Hausapotheke. Die besten Heilmittel aus der Natur. Was Sie für sich und Ihre Familie tun können. Mit den 178 wichtigsten Mitteln für Ihr Zuhause. ISBN: 3–8304–2115-X

Enders' Handbuch Homöopathie. Gesundheit für Sie und Ihre Familie: Alle wichtigen Heilmittel und ihre richtige Anwendung.
ISBN: 3–8304–2071–4

Enders' Homöopathie für Kinder. Wie Sie die seelische und körperliche Entwicklung Ihres Kindes fördern. ISBN: 3–8304–2079-X

Enders' Homöopathie bei Atemwegserkrankungen. Wie Sie Heuschnupfen und Erkältung, Allergien und Asthma wirksam behandeln.
ISBN: 3–8304–2083–8

Enders' Homöopathie für unterwegs. Alltag – Freizeit – Reise: Schnell und sicher zum richtigen Mittel. ISBN: 3–8304–2084–6

Die „homöopathische" Frau. Ein Lesebuch über die Leiden der Frau, auch für Männer. ISBN: 3–8304–0815–3

Fachbücher

Bewährte Anwendung der homöopathischen Arznei. Bd. 1: Diagnosen und Beschwerden. ISBN: 3–8304–0239–2

Bewährte Anwendung der homöopathischen Arznei. Bd. 2: Die Arznei und ihre Anwendung. ISBN: 3–8304–0240–6

Praktische Homöopathie in der Kinderheilkunde. ISBN: 3–8304–7142–4

Die homöopathische Arznei. Kleine homöopathische Reihe, Bd. 1.
ISBN: 3–8304–2084–6

Die homöopathische Begegnung. Kunst der Anamnese. Kleine homöopathische Reihe, Bd. 2. ISBN: 3–8304–0242–2

UNSER LESER-SERVICE FÜR SIE

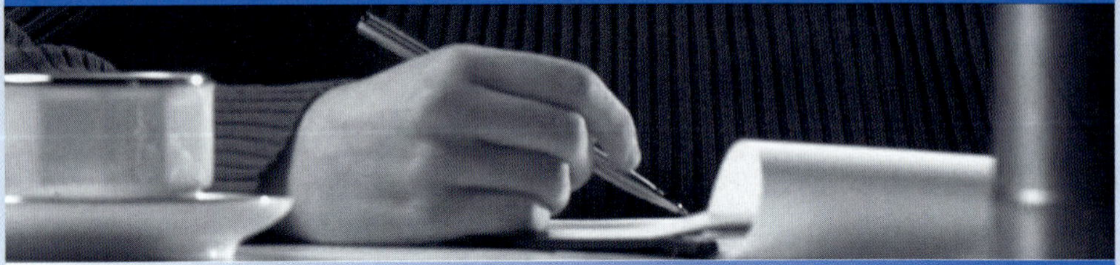

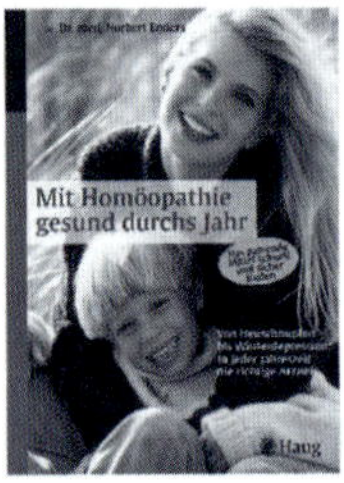

Liebe Leserin, lieber Leser,

wir freuen uns, dass wir Ihnen mit diesem Buch weiterhelfen konnten. Fragen zum Inhalt dieses Buches leiten wir gern an die Autorin oder den Autor weiter.

Auch Anregungen und Fragen zu unserem Programm wie auch Ihre Kritik sind uns herzlich willkommen!

Denn: **Ihre Meinung zählt.**
Deshalb zögern Sie nicht – schreiben Sie uns!

Ihre

Dr. Elvira Weißmann-Orzlowski

- Adresse: Lektorat Haug Verlag
  Postfach 30 05 04
  70445 Stuttgart
- E-Mail Leserservice: heike.bacher@medizinverlage.de
- Fax: 0711-8931-748